쉽고 편한
약돌파스요법

차 례

제 1 부 약돌파스와 재료
약돌파스의 원리 8
보석과 광물에 담겨진 치유력 11

제 2 부 약돌파스요법
약돌파스의 효능 36
약돌파스와 16기맥 39
16기맥 위치 찾는 법 44
약돌파스의 준비 47
약돌파스의 재료 49
약돌파스 사용하기 52

제 3 부 약돌파스 응용법

제1장 약돌파스의 두 가지 기본 사용법 56

1. A기맥 – 부신 : 정신병 등 모든 질환 58
2. B기맥 – 췌장 : 갑상선 등 모든 질환 60
3. C기맥 – 간장 : 지방간 등 간장병 62
4. D기맥 – 폐 : 폐렴 등 각종 폐질환 64
5. E기맥 – 심장 : 협심증 등 심장질환 66
6. F기맥 – 신장 : 신장염 등 신장질환 68
7. G기맥 – 위장 : 위염, 위궤양 70
8. H기맥 – 소장과 대장 : 변비, 대장염 72
9. I 기맥 – 방광 : 방광염 등 각종 염증질환 ... 74

제2장 약돌파스 응용법 76

정형외과 질환
  1. 오십견과 어깨의 통증 78
  2. 관절염 79
  3. 각종 디스크와 허리의 통증 80

소화기계통 질환
  4. 신경성 위장병 81
  5. 치질 83
  6. 구내염 84
  7. 설사 85
  8. 변비 86

신경계통 질환
  9. 중풍, 고혈압과 저혈압 87
  10. 화병, 불면증 88
  11. 우울증 90
  12. 간질병 91
  13. 정신병 92
  14. 비만, 편두통과 이명 93

내분비계통 질환
  15. 갑상선 질환 94
  16. 당뇨병 95

비뇨, 생식계통 질환
  17. 생리통 96

18. 소변의 이상 97
   19. 정력부족 99

호흡기계통 질환
   20. 감기와 편도선 101
   21. 호흡곤란 102
   22. 축농증 103

피부 질환
   23. 무좀, 가려움증 105
   24. 대상포진과 아토피성 피부염 106
   25. 티눈 107
   26. 안과 질환 108

기타 질환
   27. 틱장애 110
   28. 치통, 치주염 111
   29. 근육병(근무력증) 113

   병증의 변화와 약돌파스의 원리 114
   본서와 한방의 전문용어 120

제 4 부 진단법
   복진법 128
   맥진법의 특징 133
   간방체질 135
   간방체질의 구성 136
   간방체질과 피부저항측정기 138

관상과 진단 139
　시진법 141
　플라시보 효과와 노시보 효과 149
　전이현상 151

제 5 부　배꼽링
　배꼽링요법 154
　배꼽링의 구조 160
　배꼽링 사용법 163
　요점 정리 165
　배꼽링의 재료 167
　사용상의 주의 168
　정체현상 169
　역작용과 처치 172
　명현반응 173

제 6 부　인체의 전기
　침치료의 과학적 이해 176
　인체의 전기생리와 미세전류 180
　피부저항측정기의 활용 183
　미세전류와 파동 자극 186

제 7 부　임상사례 모음집
　암환자 임상시험 190

에필로그 231
배꼽링학회의 연혁 234

제1부
약돌파스와 재료

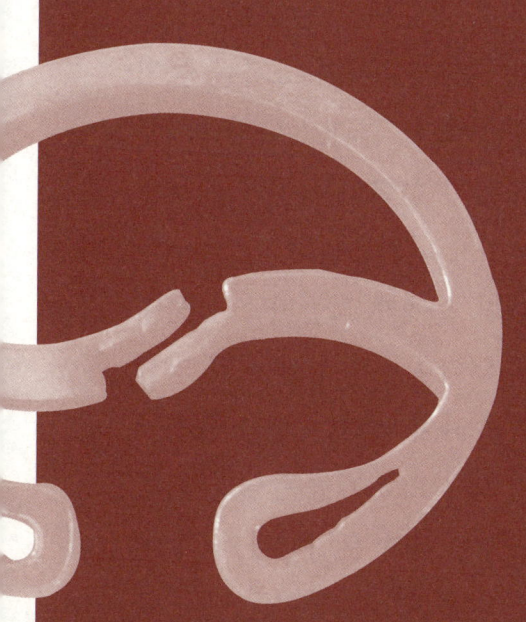

약돌파스의 원리

배꼽파스는 배꼽링과 16기맥의 기능을 연구하는 과정에서 개발된 요법으로 배꼽파스가 대중에게 처음 소개된 것은 2002년 12월입니다. 이후 한약재인 천궁과 천마를 사용하여 효과를 높인 방법을 고안한 적도 있지만 생각만큼 만족한 결과가 나타나지를 않아 미루어오다가 실콘과 약돌을 조합한 실험이 성공을 거두면서 약돌파스요법을 개발하여 공개를 하게 되었습니다.

얼마 전, 함께 실험을 하던 김선생이란 분에게 약돌파스를 붙여 주었더니 노궁과 백회까지 기가 움직인다며, "도대체 어떤 방법이기에 이와 같은 변화가 일어납니까?"라며 놀라는 모습을 보였습니다. 김선생은 배꼽링학회의 초기 회원으로 기공은 물론 한방요법의 대가로 꼽힐 만큼 지식과 능력을 갖춘 분입니다. 평소에 혈압과 맥박에 이상 증상이 있었지만 약돌파스를 붙이고 나자 불과 10여 분만에 높아져 있던 혈압이 낮아지면서 맥박이 정상으로 돌아오는 체험을 한 것입니다.

놀랄 만큼 빠르고 뛰어난 약돌파스의 효능을 다시 한 번 확인하는 계기가 되었는데 약돌과 실콘의 효능에 감탄할 따름입니다.

배꼽 주변에는 간장은 물론 심장과 같은 내부의 장기와 연결되어 작용하는 경락의 복모혈들이 있습니다.

16기맥은 이 같은 복모혈의 기능을 통제하는 열여섯 개의 기맥으로, 약돌파스요법은 16기맥을 통해 복모혈의 기능을 활성화시키고 장기의 기력을 높여서 질병을 치유하는 요법입니다.

수없이 많은 혈들을 사용하는 침이나 뜸 치료법과는 달리 약돌파스요법은 단지 열여섯 개 지점만을 사용하는데, 그중에서도 주로 A기맥과 B기맥의 두 지점을 응용해서 치유하기 때문에 사용이 쉽고 간편합니다.

놀랄 만큼 뛰어난 효과는 물론 구하기 쉬운 재료를 사용하기 때문에 비용이 저렴하다는 장점을 갖고 있는데, 약돌과 실콘이라는 재료와 함께 두 개의 파스 조각을 배꼽 주변의 기맥에 붙여 두기만 하면 되기 때문입니다.

한방치료법에서 사용하는 침과 뜸은 경락 주변의 피부와 근육의 전기력을 높여서 기를 유도하는 방법으로 경락의 흐름이 전기적 성질을 띠고 있다는 것은 잘 알려진 사실입니다.

침의 재료인 금속과 인체가 접촉하게 되면 볼타전지의 원리에 의해 전기가 발생하게 되는데 침치료는 이렇게 만들어진 전기가 경락에 영향을 미치면서 치유가 이루어지는 원리입니다.

뜸치료 또한 마찬가지입니다. 뜸을 뜨게 되면 피부와 근육에 열기가 전해지면서 주변의 피부 온도와 함께 전압이 상승하게 되는데 전기는 온도가 올라가면 전압이 높아지는 성질을 갖고 있기 때문입니다. 뜸치료는 쑥의 약성과 함께 높아진 전류가 경락에 주입되면서 장기에 영향을 미쳐 치료가 되는 원리입니다.

배꼽링과 약돌파스의 원리 또한 이와 유사합니다.

배꼽링요법은 침과 뜸의 기능을 합친 것으로 은으로 만들어진 링에서 발생한 전압이 침을 대신하고 면반창고에 의해 높아진 전류가 뜸의 역할을 해서 치유작용이 이루어지게 됩니다.

약돌파스의 경우 실콘의 뜨거운 성질은 플러스 극성을 띠고 약돌의 차거운 성질은 마이너스 극성을 띠게 되는데 플러스 기맥 쪽에서 마이너스 기맥 쪽으로 기 흐름이 유도 되면서 치유가 이루어집니다.

약돌파스를 붙인 다음 파스 주변의 전압을 측정해보면 파스를 붙이기 전에 비해 10배~20배 정도 전압이 높아지는 현상을 확인할 수 있는데 약돌과 실콘 그리고 파스의 기능이 합쳐져서 만들어내는 결과입니다.

보석과 광물에 담겨진 치유력

반짝이는 돌, 보석에 대한 사람들의 관심은 매우 커서 인류의 역사만큼이나 길고 오래 된 역사를 간직하고 있습니다. 지금도 좋은 일이 있을 때면 보석을 주고받으며 자신들의 사랑을 표현하는 것을 쉽게 볼 수 있습니다.

그렇지만 인간이 보석을 몸에 지니게 된 이유는 아름다움보다는 질병을 치유하기 위한 목적에 있었다고 합니다. 최근에 알려진 바에 의하면 옥돌이나 자수정 같은 물질에서는 인체에 유익한 다량의 원적외선이 방출된다고 합니다. 그밖에도 다이아몬드를 몸에 지니고 다니면 행운이 따르고 재물이 모인다는 속설도 있습니다.

보석 특유의 결정구조에 따라 인간의 애정이나 소원성취, 운명의 개선 등 여러 가지 작용이 있다고 하는데 이와 같은 주장들은 모두 보석의 에너지로 인하여 인체의 기력이 높아지고 강해진다는 것을 암시합니다. 그렇지만 그와 같은 에너지가 무조건 좋은 역할만 하는 것은 아닙니다.

보석은 종류에 따라서 각기 다른 특성을 갖고 있기 때문에 그와 같은 성질과 에너지의 흐름을 이해하지 못하면 오히려 몸을 다치고 건강에 해가 될 수도 있습니다.

좋은 약도 사람에 따라 약이 되고 독이 될 수도 있는 것처럼 아무 보석이나 덮어놓고 쓰다가는 낭패를 볼 수도 있다는 이야기입니다.

보석 하나만을 놓고 보면 단순해 보이지만 그것을 배꼽에 넣고 기운을 실험해 보면 보석마다 각기 독특한 성질의 에너지를 갖고 있다는 것을 알 수 있습니다.

그렇지만 보석의 에너지는 자체의 치유력만으로는 질병을 다스리는데 한계가 있기에 배꼽링을 이용해서 에너지를 증폭한 다음 사용하는 것이 바람직합니다.

보석이나 광석을 배꼽 안에 넣고 그 위에 배꼽링을 붙여서 사용하게 되면 재료의 성질이 증폭되어 인체에 전달되게 됩니다.

보석은 아름답기도 하지만 각각의 개체마다 독특한 성질의 에너지를 갖고 있습니다.

따라서 그 성질을 배꼽링의 특별한 힘과 함께 잘 이용하면 현대의학으로도 고치기 어려운 질병을 치유할 수가 있습니다.

그러면 지금부터 그동안 배꼽링과 함께 사용해 온 재료들을 하나씩 살펴보면서 약돌파스요법의 활용도와 함께 그들이 지니고 있는 에너지에 대해서 알아보는 시간을 갖도록 하겠습니다.

1. 약돌과 옥

신장과 방광

약돌은 치유력을 나타내는 특별한 돌을 일반적인 돌과 구분해서 부르는 말입니다.

약돌은 돌에서 발생하는 에너지가 인체에 영향을 미쳐서 치유력을 높여주게 되는데 광석 특유의 파동과 파장 때문입니다. 모든 물체는 물체를 구성하고 있는 재료의 성질과 분자구조에 따라 각기 고유의 파동을 지니고 있습니다.

우리의 몸도 다르지 않아서 장기들 역시 고유의 파동 속에서 활동을 하고 있는데, 광석의 파동이 간장과 연관이 있으면 간장을 치유하는 효능을 나타내고 심장의 파동과 일치하면 심장을 치유하는 힘을 갖게 됩니다.

그밖에 옥에 대하여서도 관심을 갖고 연구를 꾸준히 해 오고 있는데 학회를 찾은 한 연구원의 말에 의하면 "원적외선이 가장 많이 발생하는 것이 옥"이라고 합니다. 그런데 웬일인지 잘 맞지를 않아서 함께 쓰기가 어렵습니다.

한때 북한산 청옥을 구해서 쓴 일도 있지만 오래지 않아서 다른 재료로 바꾸어야 했는데 현재는 실험용으로 잠깐씩 사용할 뿐 지속적인 사용이 어려운 실정입니다.

연구를 하는 사람은 편견을 갖지 않는 것이 중요하며 항상 마음이 열려 있어야 한다고 생각합니다. 당장에는 맞지 않는 재료라고 생각되어도 언젠가는 사람의 생명을 구할지도 모르는 일이기 때문입니다.

자연에 존재하는 광석들은 성분에 따라 여러 가지 성질의 에너지를 갖고 있습니다. 일반적으로 색깔이 붉은 종류의 광석은 심장과 폐 쪽에 영향을 미치고 색깔이 흰 것은 간장에 그리고 검은 것은 신장 쪽에 영향을 미치는 것으로 보입니다.

좋은 재료를 찾아내기 위해서는 많은 경험과 더불어서 특별한 능력을 지니고 있어야 합니다. 그렇지만 아무리 뛰어난 능력을 지니고 있어도 광석 하나만을 보고서 그 속에 잠재되어 있는 치유력을 찾아내기는 어려운 일입니다.

목수에게 연장이 필요하듯 개발자도 도구가 있어야 광석의 숨겨진 효능을 찾아 낼 수 있는데 다행히 배꼽링이 있어서 특별한 광석을 가려낼 수 있었습니다.

배꼽링은 사물의 기운을 몇 배로 증폭시키는 기능이 있어서 광석과 같은 재료를 배꼽 안에 넣고서 실험을 해 보면 오래지 않아서 그 결과가 몸으로 전해져 오는 것을 느낄 수 있습니다.

좋은 느낌은 좋은 느낌대로 또 나쁜 느낌은 나쁜 느낌대로 몸에 전해져서 판단을 가능하게 하는데 그와 같은 힘의 작용이 있어서 16기맥의 발견도 가능했다고 생각합니다.

우리가 살고 있는 지구의 구성요소는 땅과 바다 그리고 공기로 이루어진 하늘이란 공간으로 이들은 생명 활동에 반드시 필요한 요소들입니다.

인간은 태어날 때부터 이와 같은 자연의 조건 속에서 살아가도록 설정되었기 때문에 이들 중 하나만 부족해도 인류는 엄청난 위기에 직면하게 되고 건강에 지장을 받게 됩니다.

흥미로운 것은 현재 사용하고 있는 광석과 진주가 각각 땅과 바다에서 왔다는 사실입니다.

그런 의미에서 배꼽링은 하늘을 구성하고 있는 공기와 같은데 추상적인 해석이지만 파동의학의 관점에서 보면 나름대로 의미가 있다는 생각을 갖게 됩니다.

2. 진주

위장과 간장

"아픈 만큼 성숙해진다."는 말은 진주를 두고 하는 말인 것 같습니다. 본래 멀쩡한 조개에서는 진주가 만들어지지 않는다고 합니다. 조갯살에 상처가 나고 이물질이 들어갔을 때 조개는 자신의 상처를 치유하기 위한 자구책으로 특유의 물질을 분비합니다.
그 과정에서 일어나는 화학적 변화를 통하여 진주라는 오묘한 결정체가 탄생하게 되는데 조개의 상처가 만들어 낸 결과라고 하기에는 진주의 우윳빛 영롱함이 너무도 아름답고 우아합니다.
그뿐만이 아닙니다. 밝은 불빛 속에서 반사되는 커다란 진주의 은은한 광채는 사람의 마음을 우아하고 아늑하게 이끌어 주는 신비로운 힘이 있습니다.
일반적인 보석들은 대부분 생명력이 없는 광물질로 구성되어 있지만 진주는 생명력을 지닌 동물성이라는 점도 그냥 지나치기 어려운 특징 중에 하나입니다.
심형래 감독이 만든 영화 '디워'를 보면 마지막 장면에서 용이 이무기와 싸워서 이기고 하늘로 승천할 때 입 안에 크고 둥근 모양의 여의주를 물고 있는 것을 볼 수 있습니다.

재료의 성질을 연구하면서 진주를 바라보고 있으려니 문득 영화 속에서 본 여의주가 생각납니다.

용이 살고 있는 곳이 심해의 바다라고 알려져 있으니 만약에 용이 존재했다면 마법의 구슬로 알려진 여의주는 특별한 진주였을 것이란 생각을 해 봅니다.

진주의 특이한 모양에도 관심이 주어지는데 세상에 존재하는 어떤 보석도 스스로 둥그런 모습을 취하고 있는 것은 드문 일입니다.

비극적이지만 아픔을 겪고 탄생한 은색의 결정체는 너무도 아름다워서 여인들의 마음을 사로잡기에 충분한 매력을 지니고 있습니다.

보석가게를 하는 것도 아니면서 필자가 이렇게 진주에 대해서 예찬론을 펼치는 데에는 그만한 까닭이 있습니다.

진주에서 발산되는 특유의 에너지가 간장의 질병에 탁월한 효능을 발휘한다는 사실을 확인했기 때문입니다.

지인 중에 지방간 때문에 염려를 하던 사람이 있었는데, 진주를 다른 재료와 함께 배꼽링 안에 넣고 사용을 한 다음 몇 달 후에 병원에 가서 검진을 받았더니 지방간이 모두 사라지고 정상적인 수치로 돌아왔다며 기뻐하는 것을 보았습니다.

지방간은 그동안 치유가 잘 되지를 않아서 숙제로 남아 있던 병이었는데 진주를 통해서 해결의 실마리를 찾게 된 것입니다.
진주는 다른 재료들과도 잘 어울리며 치유효과가 높아서 앞으로의 활용이 기대되는 물질입니다.

3. 자수정

심장과 방광

자수정은 약성을 가진 마사황토가 마그마에 의해 녹으면서 결정체를 이룬 다음 5천만 년 동안 땅속에 묻혀 있으면서 만들어진 것이라고 합니다.

바다모래인 규사를 녹였을 때 유리가 만들어진 것과 유사한 과정을 통하여 아름다운 결정체를 갖게 된 것인데, 그렇게 만들어진 결정체는 다시 1천만 년 동안 산화철과 산화망간, 질소 등과 함께 화학작용을 일으켜서 보랏빛 자수정으로 탄생하게 됩니다.

자수정은 배꼽링에서 자석 다음으로 사용된 재료인데 필자가 처음 자수정에 관심을 갖게 된 것은 양명회를 이끌고 있던 이원섭 회장의 권유에 의해서입니다. 약돌에 대해서 많은 관심을 갖고 연구를 해 오다가 그분에게 자문을 구할 겸 찾아 갔었는데 운모 대신에 자수정을 권하여 사용을 하게 되었습니다.

자수정에서는 적외선이 방출되어 건강에 도움을 줄 뿐만 아니라 세타파가 발생하여 신비한 작용을 한다고 합니다. 세타파는 주로 숙면 상태에서 나타나는 뇌파로 초능력자에게서 많이 발생한다고 알려져 있습니다. 자수정이 이처럼 신비한 작용을 하는 것은 마그마의 열에너지로 열수처리 되는 과정에서 그 힘을 흡수했기 때문이 아닌가 하는 생각이 듭니다.

자수정은 일제시대 때부터 언양에서 나는 것을 최고로 쳤습니다. 그러나 지금은 광맥이 모두 소진되어 구경하기가 어렵고 시중에 유통되고 있는 것은 대부분 외국에서 들여온 것이라고 합니다.

근래에 들어서 경북 울진군의 빛내 고을에서 자수정 광맥이 발견되어 그나마 한국 자수정의 명맥을 잇게 되었는데 색상과 품질이 뛰어나서 세계 어느 곳에서 채굴된 자수정보다 우수하다는 평을 받고 있습니다.

자수정은 불같이 뜨거운 성질을 띠고 있으며 우리 몸에서는 심장과 반응하여 류마티스 관절염이나 정력강화 등에 효과를 보입니다.

앞에서 이야기한 것처럼 20여 년 동안 류마티스로 고생하던 환자가 자수정을 배꼽 안에 넣은 다음 배꼽링을 붙이고 나서 거짓말처럼 나은 경우도 있었습니다.

그렇게 탁월한 효과가 있음에도 불구하고 자수정은 계속해서 쓰이지 못하고 다른 재료로 대체되어야만 했습니다. 특별한 경우에는 놀라울 만큼 효과가 뛰어났지만 다양하고 세밀한 부분이 요구되는 부분에서는 한계를 보였기 때문입니다. 구체적으로 설명하면 임맥과 독맥 그리고 양쪽의 신장기맥에서는 좋은 반응이 나타났지만 그밖의 기맥들을 치유할 때에는 한계가 있어서 사용하기가 어려웠던 것입니다.

하지만 앞에서 소개한 사례처럼 자수정에는 특별한 효능이 있기 때문에 장점을 살리기 위한 연구를 계속하고 있는 중입니다.

미국의 시애틀에 있는 한의원에서 자수정과 더불어 최근에 발견해서 쓰고 있는 광석 한 조각을 배꼽 안에 넣고 치유를 한 적이 있습니다. 그런데 부축을 하지 않고서는 걸을 수 없던 근무력증 환자가 10분 만에 혼자의 힘으로 걷는 것을 볼 수 있었습니다.

필자에게서도 놀라운 반응이 나타났습니다. 새로운 요법을 개발하고 실험하는 과정에서 무리가 되었는지 심장이 뛰고 정력이 약해지는 등 심각한 부작용이 나타나더니 좀처럼 회복되지를 않는 것이었습니다. 그런데 자수정을 배꼽에 넣고 치유를 하자 불과 이틀 만에 가슴이 진정되면서 정력이 회복되고 기력이 돌아오는 것을 확인할 수 있었습니다.

현재 자수정은 선택적으로만 사용되고 있습니다. 그렇지만 앞에서 예를 든 것처럼 누군가에게는 생명을 구하는 재료로 쓰일 수 있기 때문에 지금도 관심을 갖고 계속 연구 중에 있습니다.

4. 자석

간장과 신장

배꼽링을 처음 개발하고 나서 실험을 할 때에는 부작용이 심해서 형언하기 어려울 만큼 많은 고통을 겪어야 했습니다.

치유의 근본은 전류와 파동에 있었는데 그것을 알지 못하여 고생을 했던 것입니다.

그때 해결사 역할을 해 주었던 것이 바로 자석입니다.

배꼽 안에 자석을 집어넣고 배꼽링을 붙이고 나자 필자를 괴롭히던 부작용들은 거짓말처럼 사라졌고 안정된 상태에서 치유법을 완성할 수 있었습니다.

자석은 간장과 신장의 병에 탁월한 효과를 보입니다.

필자가 엄목사라는 분과 동행하여 천연 자석을 찾으러 중국 연변에 도착했을 때는 날씨가 무척 추울 때였습니다. 몸이 떨려서 견딜 수가 없을 정도로 몸과 마음이 얼어붙어서 참기가 어려웠는데 추운 날씨도 날씨였지만 무엇인가 중국 연변의 기운이 필자를 거부하는 느낌마저 들었습니다.

그러던 중 현지인의 도움으로 천연자석을 구하게 되었고 그 자석을 손 위에 올려놓는 순간 갑자기 온몸이 훈훈해지면서 떨림과

눌리는 듯했던 느낌이 사라지고 평온을 찾을 수가 있었습니다.
이렇듯 자석은 배꼽링요법에 있어서 한 획을 그을 만큼 중요한 위치에 있었습니다.
배꼽링과 자석으로 전신이 마비되었던 80세의 할머니가 완치되는 기적도 일어났고 간경화증 환자가 완치되어 지금까지도 건강하게 사는 것을 보고 있습니다.
자석은 그밖에도 많은 치유력을 보여주었는데 그런데도 불구하고 자석을 계속해서 쓸 수 없었던 이유는 명현반응이 심했기 때문입니다.
N극과 S극의 극성이 뚜렷한 때문인지 한곳에 오래 동안 고정해 둘 수가 없었고 잘 맞는 사람과 맞지 않는 사람과의 차이가 너무 커서 다른 재료로 대체하지 않으면 안 되었습니다.
그렇지만 자석만이 갖고 있는 특유의 효과를 잊지 못하여 지금도 틈이 날 때마다 연구를 계속하고 있습니다.
반면에 약돌은 부작용도 적고 효율이 높아서 최근에는 약돌에 대한 연구를 활발히 진행하고 있는 중입니다.

5. 호박

폐와 소장

외할아버지가 입고 있던 한복에는 호박으로 된 단추가 예쁘게 달려 있었습니다. 어린아이의 눈에는 그 모양이 하도 예쁘고 신기해 보여서 무릎에 앉아 단추를 만지작거리며 놀던 생각이 납니다.

'쥬라기 공원'이라는 영화를 보면 호박 속에 갇힌 모기의 화석에서 공룡의 DNA를 추출한 다음 공룡들을 재현해서 새로운 공룡들의 세계를 창조한다는 내용이 나옵니다.

호박이 만들어진 역사가 선사시대만큼이나 긴 세월이라는 것을 암시하는 내용으로 호박은 소나무의 송진이 화석 형태로 굳어진 것으로 뜨거운 성질을 간직하고 있습니다.

자수정과 비교했을 때 오히려 호박의 기운이 자수정보다도 더 뜨겁다는 느낌을 받게 되는데 얼마 전까지만 해도 진주와 함께 호박을 사용해서 효과를 높여 왔습니다.

지금도 가끔씩 호박의 에너지를 이용해서 약해진 기력을 높이는 시도를 하고 있지만 호박 역시 한계가 있어서 독자적으로는 사용하기가 어렵고 다른 재료들과 함께 써서 질병치유에 활용하고 있습니다.

호박을 쓸 때 주의해야 할 것은 호박은 양의 성질을 갖고 있지만 자수정과는 달리 폐나 심장에 부담으로 작용할 수 있기 때문에 조심스럽게 사용해야 한다는 것입니다.

6. 대추와 실콘

심장과 방광

"대추를 보고도 먹지를 못하면 쉬이 늙는다."는 말이 있습니다. 몸체가 큰 것은 아니지만 가지가 찢어지도록 나무에 주렁주렁 늘어진 붉은색의 열매는 워낙에 탐스러워서 식욕의 유혹을 뿌리치기가 매우 어렵습니다.

본래 대추나무는 집 안에 심어서는 안 되는 나무로 알려져 있는데 외부의 기운을 빨아들이는 성질이 강해서 대추나무의 힘이 사람의 기운까지 빼앗을 것을 우려했기 때문입니다.

대추는 예로부터 남성들의 힘을 돋우고 정력을 높여준다고 해서 한약을 지을 때는 감초와 함께 빠지지 않고 쓰이는 한약재입니다. 삼계탕을 끓일 때도 인삼과 함께 대추를 넣어 먹으면 단순히 식품의 한계를 넘어 보약의 효능을 갖게 되는데 닭의 단백질과 인삼, 대추의 영양이 허약해진 몸을 보해주고 기력을 높여주기 때문입니다.

하지만 대추는 배꼽링과 함께 쓰기가 어렵습니다. 실험을 해보니 기력이 높아지는 것은 확인이 되었지만 지속성이 떨어져서 오래 사용할 수가 없었습니다. 인삼과 대추는 음식으로 섭취하는 것이 바람직합니다.

기력을 높여 치유력을 향상시키고자 하는 시도는 모든 요법에서 추구해온 것이지만 기대와 달리 성과가 나타난 경우는 드문 편입니다. 그런 관점에서 대추의 효능에 관심을 갖고 노력을 기울였던 것인데, 이런 아쉬움 속에서 등장한 실콘은 모든 것을 보상해 줄 만큼 만족스러운 재료라고 할 수 있습니다.

실콘은 접착제의 원료로 사용되는 수지제품으로 정확한 이름은 글루건심이라고 합니다. 실리콘과 비슷한 모양을 하고 있어서 편의상 실콘이라고 이름을 붙였는데, 실콘은 인체에 무해한 성분이며 대추처럼 뜨거운 성질을 갖고 있습니다.

실콘은 배꼽링이 처음 개발되었을 때부터 사용되어 왔으며 기력을 회복시키는 기능이 뛰어나서 배꼽링은 물론 약돌파스요법의 주요 재료가 되고 있습니다.

수지성분의 화학제품이 인체에 좋은 반응을 보이는 것도 드문 일인데 실콘은 심장과 방광은 물론 신장과 간장을 돕는 특별한 기능을 갖고 있어서 원기회복은 물론 간경화, 류마티스 등 난치병 치유에 특별한 효능을 나타냅니다.

7. 인삼

간장과 위장

배꼽링의 장점을 꼽으라면 다양한 재료를 배꼽 안에 넣고 그 기운을 증폭시켜서 치유활동에 이용할 수 있다는 겁니다.

치유력을 높일 수 있다면 굳이 보석이나 광석만을 고집할 이유는 없는 일입니다. 그래서 한때는 한약으로 쓰이는 천궁이나 천마, 구기자와 같은 한약재를 배꼽링과 함께 사용하여 효과를 높이려고 시도한 바가 있습니다.

그렇지만 인삼과 녹용 등의 재료를 배꼽링에 써서 치유를 하는 일은 쉽지 않아 보입니다.

오래 전에 친분이 있는 한의원의 이박사라는 분에게, "한약재 중에서 가장 기운이 강한 것이 무엇입니까?"라고 물으니 벽 한쪽의 그림을 가리키며 말합니다.

"저기 그려진 인삼과 녹용 보이시죠. 한의원에 가면 어디서나 볼 수 있는 것이 바로 저 그림들 아닙니까?"

그 말을 듣고 나니, '과연 그렇구나. 인삼, 녹용의 힘이 가장 센 기운이지!' 하는 생각이 들었습니다.

인삼을 손바닥 위에 올려놓고 기운을 살펴보면 따뜻한 온기가 손을 타고 올라오는 것을 느낄 수 있는데 다른 식품에서는 좀처럼 찾아보기 어려운 특별한 성질의 에너지입니다.

중국 연변에 갔을 때 현지에 사는 조선족의 권유로 장뇌삼을 구입해서 먹어 본 적이 있습니다.

산삼의 씨를 받아서 산에다 뿌린 뒤에 몇 년 후에 수확한 것이라고 하는데 백두산의 정기를 받고 자란 삼이라서 그런지 먹고 나니 손발이 찌릿찌릿하면서 온몸으로 삼의 기운이 뻗어나가는 것을 느낄 수 있었습니다. 현지에서 생활하는 조선족들도 가끔은 필자와 같은 느낌을 경험한다고 합니다.

인삼을 배꼽링에 활용해보려는 시도는 오래전부터 해 온 일입니다. 얼마 전에도 경동시장에 가서 홍삼을 구입한 후에 한 조각을 잘라서 배꼽 안에 넣고 실험을 한 적이 있었습니다.

그런데 일시적으로는 효과를 느낄 수 있었지만 시간이 지나면서 가슴이 답답해지고 점차 부담이 느껴져서 아쉬움을 뒤로하고 실험을 끝마쳐야 했습니다.

실험에서 나타난 결과를 분석해 보면 인삼은 심장의 기운이 약해져서 맥박이 약하거나 느려졌을 때에 큰 도움이 되지만, 맥박이 강하고 날카롭게 뛸 때에 인삼을 복용하면 더욱 가슴이 답답해지고 힘들어지는 현상을 체험할 수 있었습니다.

인삼이 기력을 높이는 효과가 있는 것은 분명하지만 증상에 맞추어서 쓸 때 약이 될 수 있는 것이지 잘못 쓰게 되면 오히려 해가 될 수도 있다는 것을 알려 주는 사례입니다.

어떤 남성은 옻닭을 먹고 나서 큰 효험을 체험했다고 합니다. 그렇지만 옻닭의 효능에 매료된 나머지 지나치게 많이 먹은 결과 간경화증에 걸려서 고생을 하고 있다는 이야기를 들을 수 있었습니다.

최근에는 녹즙이 몸에 좋다고 해서 많은 사람들이 아침마다 녹즙을 갈아 마시며 건강을 지키기 위하여 애를 쓴다고 합니다.

그런데 녹즙조차도 욕심을 내서 과다 복용을 하면 간경화증에 걸릴 수 있다고 합니다.

실제로 방송에서도 매일 같이 녹즙을 갈아마시던 중년의 남성이 그로 인하여 간경화증에 걸렸다는 사실을 방영한 적이 있습니다.

채소는 몸에 좋다고 인식되어 아무런 부작용이 없을 것으로 알고 있지만 쌀과 밀 같은 소수의 곡식을 제외한 대부분의 식품에는 몸에 좋은 영양소와 함께 미량의 독소가 함유되어 있으므로 주의하여야 합니다.

넘치는 것은 오히려 모자람만 못합니다. 몸에 이롭고 정력에 좋다면 지렁이도 토룡으로 승격시켜서 탕을 해 먹는 것이 사람의 마음이지만 무엇이든지 욕심을 부리고 과용하다 보면 오히려 화를 불러서 몸을 망치게 된다는 사실을 잊어서는 안 됩니다.

8. 녹용

심장

인삼 다음으로 애착이 가는 약재가 녹용입니다. 사슴의 뿔은 외부의 적으로부터 자신은 물론 자식과 암컷을 지키기 위한 무기로 사용하게 되는데, 이 때문에 몸의 모든 기운이 뿔에 집중되어서 약효가 뛰어나다고 합니다.

사슴의 뿔은 자란 지 얼마 되지 않은 부드러운 성질의 녹용과 뿔에 가까운 녹각으로 구분됩니다.

먼저 녹용을 배꼽 안에 넣고 실험을 해 보았더니 한동안은 기운이 나고 기력 회복에 효과가 있는 듯했습니다.

그런데 얼마 지나지 않아서 가슴에 열이 나고 잇몸에 염증이 발생하는 등의 부작용이 나타나서 연구를 중단하고 말았습니다. 놀라서 진단을 해 보니 좌측의 간장과 폐의 기운이 항진되어서 나타난 현상이었습니다.

실험에 의해 나타난 결과를 보면 녹용은 심장이 약할 때는 도움이 되지만 간과 폐에 부담을 주기 때문에 폐에 열이 있는 사람은 녹용을 복용할 때 각별히 주의를 해야 합니다.

지난번 시애틀에 사는 여인이 6개월 동안 녹용을 차처럼 달여 먹고 나서 호흡곤란에 빠져 병원에 실려 갔으며 그 후로도 많은 고생을 했다는 이야기를 소개한 적이 있습니다.

그때의 이야기를 돌이켜보면 실험의 결과와 일치하는 내용들을 발견할 수 있는데 이 같은 사실로 미루어 볼 때 녹용이 간장과 폐에 부담을 주는 것은 분명한 사실로 보입니다.

물론 인삼과 녹용은 한약재로서 훌륭한 기능을 하고 있습니다. 그렇지만 좋은 약일수록 과용하지 말고 자신에게 맞추어 사용해야 하며 욕심을 부려서는 안 된다는 뜻입니다.

인체를 대상으로 하는 실험은 매우 위험해서 한 번 실수를 하고 나면 그 후유증이 오래가서 회복이 어려운 경우가 많습니다.

녹용을 실험하는 과정에서 잇몸에 생겼던 염증은 얼마 전까지만 해도 몸이 피곤할 때마다 부어올라서 고통을 겪었습니다. 다행히 지금은 사라졌지만 인체를 대상으로 이루어지는 실험이 얼마나 힘들고 위험한 것인지를 알려주는 사례입니다.

실험하기를 좋아하는 사람들 중에는 이와 같은 결과들을 소개하여도 잘 믿지 않고 따라하는 경우가 적지 않아서 염려하는 마음으로 소개해 드렸습니다.

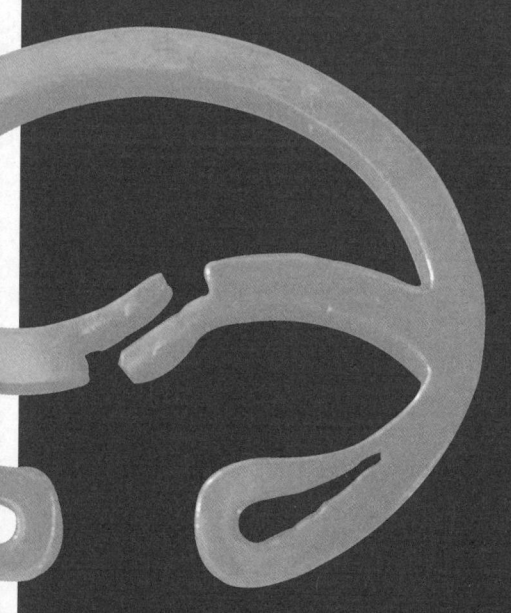

제2부
약돌파스 요법

약돌파스의 효능

약돌파스요법은 배꼽링과 16기맥을 연구하는 과정에서 탄생한 치유법으로 비용이 거의 들지 않으면서도 좋은 효과를 얻을 수 있는 장점이 있습니다.

따라서 거리가 멀어 학회에 오기 어렵거나 여러 가지 이유로 배꼽링을 사용하기 어려운 분들이 요긴하게 사용할 수 있는 치유법입니다.

처음에는 단순히 파스를 일정한 크기로 오려서 사용했기 때문에 효과에 한계가 있었고 사용법이 까다롭다는 문제가 있었습니다.

하지만 이번에 소개하는 약돌파스요법은 에너지가 강한 약돌과 실콘 성분의 강력한 재료를 파스와 함께 사용하기 때문에 그와 같은 단점이 보완되었고 강력한 효과를 나타냅니다.

약돌파스의 임상시험

10여 년 전 정형외과에서 근무하는 유준희 교수가 관절염은 물론 허리통증과 중풍을 앓고 있는 53명의 환자들을 대상으로 배꼽파스의 효능을 알아보는 임상시험을 한 일이 있습니다.

그 결과 시험에 참가한 모든 환자에게서 효과를 나타냈고 일부 환자들은 즉석에서 통증이 사라지고 운동력이 향상되는 것을 확인할 수 있었습니다.

병원치료를 받아도 이렇다 할 효과를 보이지 않던 환자들이 몇 시간 혹은 일주일이라는 짧은 시간에 완치가 되었던 것입니다.

2001년 4월 제주도에 있는 정형외과에서 실시된 임상시험에서도 심한 고관절 통증으로 괴로워하던 할머니 한 분이 배꼽파스를 붙이고 나자 바로 통증이 사라졌는데, "믿기지 않는다."며 놀란 표정을 짓는 것을 볼 수 있었습니다.

중풍으로 허리가 휘고 다리가 마비되어 걷지 못하던 70세 노인 역시 배꼽파스를 붙인 후 하루도 지나지 않아 크게 휘어 있던 척추가 곧게 펴지고 혼자 걸을 만큼 상태가 좋아진 일이 있습니다.

그밖에도 많은 환자들이 파스요법을 통해 고통에서 벗어날 수 있었는데 이 같은 임상을 통해, "배꼽파스는 모든 질병에 효과가 있으며 증상을 개선시키고 치유로 이끄는 효과가 뛰어나다."는 평가를 받게 되었습니다.

필자의 마음을 담아 '배꼽파스와 복진법'이란 책을 낸 지도 어느덧 11년이 되었습니다.

처음 의도했던 대로 그동안 배꼽파스를 써서 효과를 보았다는 이야기도 많이 들었고 독자들이 인터넷에 올린 글을 읽으며 보람을 느낄 수 있었습니다.

이후, 미세전류파동기를 연구하고 완성하는 등 경황이 없는 와중에서도 약돌파스요법을 개발해서 발표하게 된 이유는 이전과는 비교할 수 없을 만큼 뛰어난 효능 때문입니다.

처음 배꼽파스를 개발해서 발표를 할 때에는 단순히 배꼽링을 돕는 보조기능 정도였지만, 약돌이 추가되면서 기존의 배꼽파스에 비해 두 배 이상 치유효율이 높아졌고 독립된 치유법으로 자리를 잡게 되었습니다.

특히 약돌파스는 사용이 쉽고 간편하며 효과가 뛰어나기 때문에 잘 낫지 않는 각종 난치질환에 큰 도움이 될 것으로 확신합니다.

약돌파스와 16기맥

16기맥의 기능과 약돌파스의 작용

처음 배꼽링을 고안하고 배꼽에 붙일 당시에는 단순히 링을 배꼽에 붙여두기만 하면 될 것으로 생각했지만 개구부의 방향에 따라 효과가 달라지고 극명한 차이가 나타나는 것을 확인할 수 있었습니다.

이와 같은 반응을 주의 깊게 관찰하면서 배꼽 주위에 위치한 복모혈들의 기능을 살펴보게 되었는데 배꼽 주위에도 한방침구학에서 사용하는 경락과 동일한 성질의 기맥이 존재한다는 확신을 갖게 되었습니다.

그 결과 기존의 경락과 구분되는 열여섯 개의 기맥을 발견하게 되었고 기맥의 숫자와 같은 16기맥이란 이름을 붙이게 되었습니다.

16기맥은 경락과 연결되어 작용하며 한방침구학에서 가장 중요한 역할을 하고 있는 복모혈을 통제하는 기능을 갖고 있습니다. 경희의료원 한방과의 임상시험이나 암환자의 임상시험을 통해 알려진 것처럼 매우 독창적이며 효능에 있어서도 타 요법과는 비교할 수 없는 뛰어난 효과를 나타냅니다.

특히 난치와 불치병에 뛰어난 효과를 보이는 것으로 밝혀졌는데 그 이유는 태아기 때 뼈와 살이 만들어진 배꼽을 중심점으로 삼고 있기 때문입니다.

경락과 경혈은 각각의 위치가 달라서 기준점을 정하기가 매우 어렵지만 16기맥은 배꼽을 중심으로 일정한 각도를 따라 펼쳐져 있기 때문에 쉽게 위치를 찾아 편리하게 사용할 수 있는 장점을 갖고 있습니다.

각각의 기맥들은 직선으로 연결된 반대편 기맥은 물론 서로 대칭 상태에 있는 기맥과 연결되어 유기적인 작용을 하고 있습니다.

부신이 작용하는 A기맥이 실증을 나타낼 때 B기맥은 허증이 되게 됩니다.

그런데 흥미로운 것은 약돌파스를 A기맥을 향해 오래 붙여두게 되면 어느 순간 A기맥의 실증이 허증으로 바뀌면서 반대편에 있는 B기맥에서 실증이 나타난다는 사실입니다.

병세가 깊은 경우에는 쉽게 나타나지 않지만 일반적인 경우에는

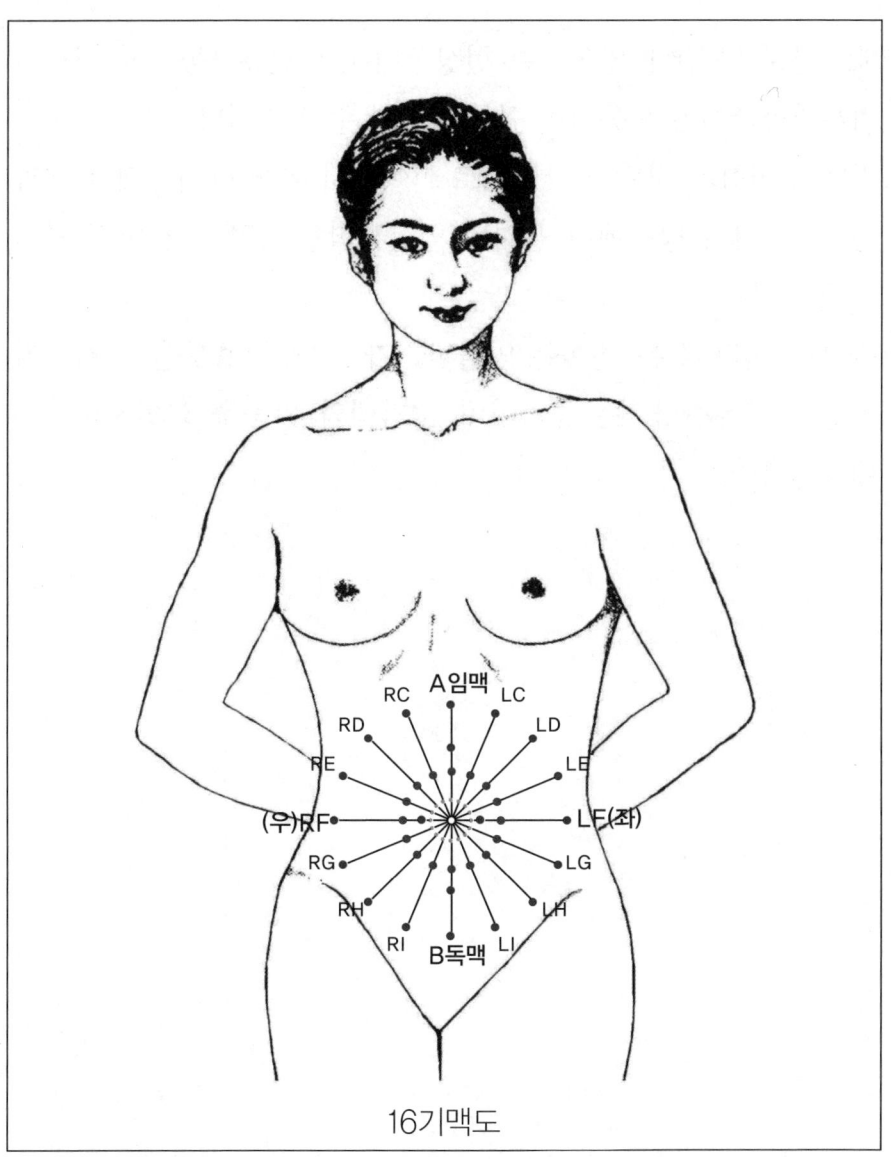

16기맥도

매우 짧은 시간에 일어나는 현상인데 미세전류파동기에 내장된 피부저항측정기를 통하여 쉽게 확인할 수 있습니다.

기맥의 변화가 경락의 작용으로 이어져서 질병이 치유되는 결과는 이미 여러 병원에서 실시된 임상시험을 통해 충분히 증명된 바 있습니다.

따라서 이와 같은 변화는 '약돌파스가 기맥의 흐름을 변화시켜 질병을 치유한다.'는 증거이며 16기맥의 기능을 확인시켜주는 내용입니다.

16기맥의 특징

16기맥은 태아의 신체가 형성될 때 통로가 되었던 배꼽 중앙과 그 주위를 에워싼 구조를 이루고 있으며 경락과 연결되어 작용합니다. 기맥의 수는 모두 16개이며 인체를 중심으로 위쪽으로는 부신과 임맥이 속해 있는 A기맥이 유주하고 아래쪽으로는 췌장과 독맥이 속해 있는 B기맥이 유주하고 있습니다.

같은 역할을 하는 기맥이 좌, 우에 한 개씩 한 쌍을 이루며 위치하고 있는데 심장은 한 개이지만 RE와 LE로 나뉘어 두 개의 기맥이 한 쌍을 이루고 있는 것입니다.

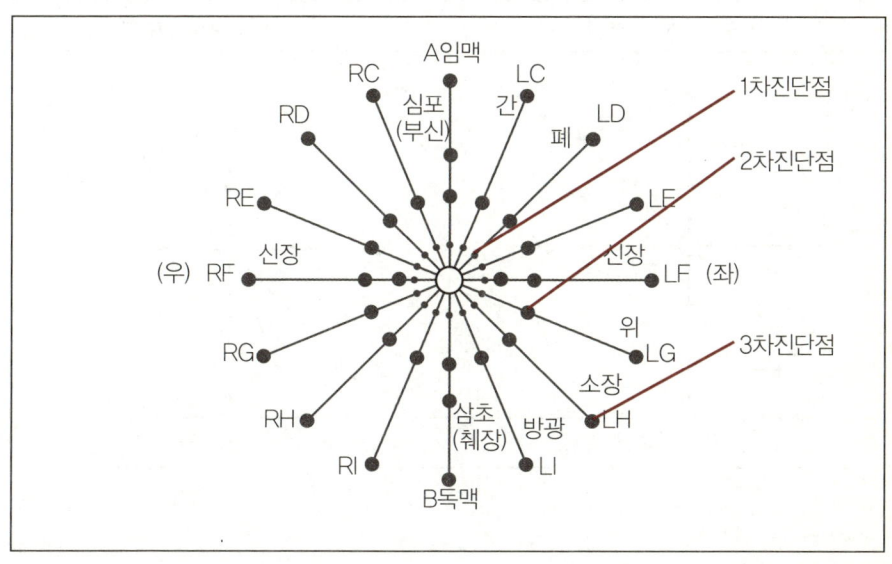

16기맥 위치 찾는 법

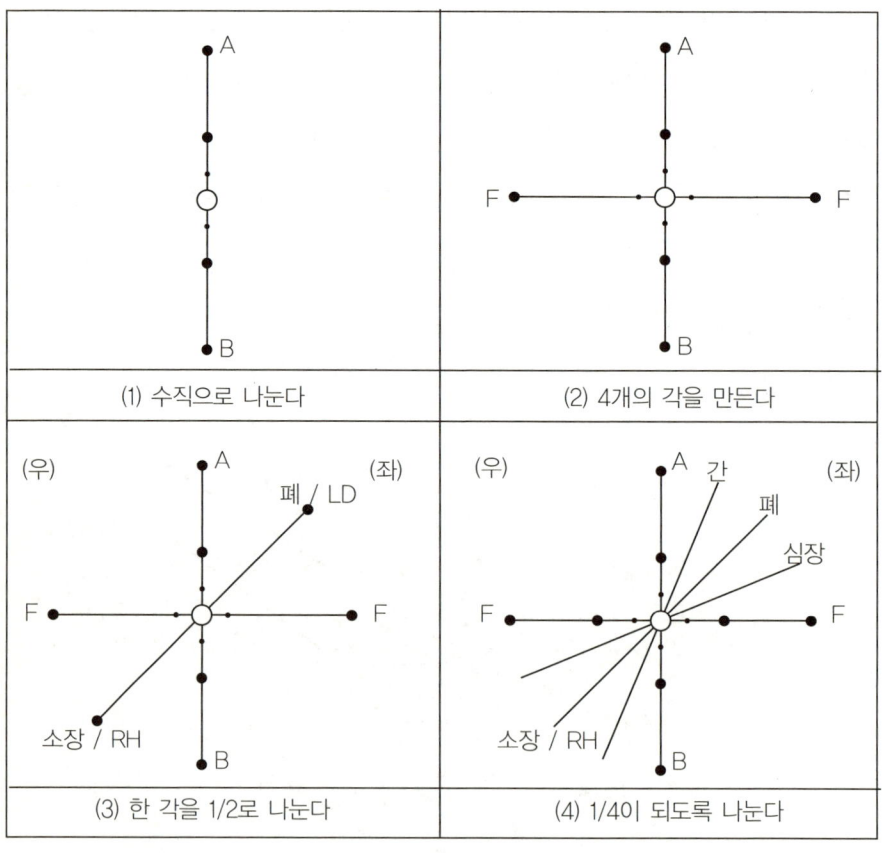

두 개의 장기가 한 기맥 안에 있는 이유

파스요법에서 사용하는 파스의 모양과 방향 그리고 기맥의 위치를 살펴보면 기맥과 기맥이 배꼽을 교차하며 서로 연결되어 작용하고 있다는 것을 알 수 있습니다.

이처럼 열여섯 개의 기맥들이 서로 교차하면서도 섞이지 않고 독립된 기능을 유지하는 것은 기맥의 주파수가 서로 다르기 때문입니다.

기맥의 구조에 있어서도 경락과 차이가 있는데 경락은 하나의 경락에 하나의 장기가 배속되어 있지만 16기맥은 심장과 비장, 소장과 대장 그리고 담과 방광의 경우 한 기맥 안에서 두 개의 장기가 함께 작용하고 있습니다.

구체적으로 살펴보면, 담은 반대쪽 방광기맥과 함께 흐르며 비장은 반대쪽 심장에 그리고 대장은 반대쪽 소장과 함께 작용하고 있습니다. 이처럼 한 기맥 안에 두 개의 장기가 배속되어 있는 장기들을 살펴보면 서로 같은 계통에 속해 있거나 비슷한 역할을 갖고 있다는 공통점을 발견할 수 있습니다.

한정된 공간에 모든 기맥과 장기를 배치하다 보니 효율적인 구성을 위해 '하나의 기맥 안에 역할이 비슷한 장기를 함께 배치하게 된 것이 아닐까?' 하는 생각을 하게 됩니다.
예를 들면 심장과 비장은 같은 순환기계통에 속해 있는 장기이며 서로 돕는 관계에 있습니다.
대장과 소장의 경우를 보아도 둘은 모양이 비슷할 뿐 아니라 함께 이어져 있는 소화기계통에 장기입니다.
담과 방광 역시 경락 중에서 가장 긴 경락을 갖고 있는 장기들이지만 생리학적 기능은 단순하다는 공통점을 갖고 있습니다.
담은 간즙을 모아두었다가 필요할 때 내어 쓰는 역할을 하고 있고 방광은 신장에서 보내온 오줌을 모아두었다가 적당할 때 내보내는 역할을 맡고 있습니다. 상대적으로 기능이 작고 역할이 비슷한 장기들을 함께 배속하여 효율성을 높인 것으로 보이는데 진화론적인 관점에서의 해석입니다.
임맥인 A기맥에는 부신과 심포를 그리고 독맥인 B기맥에는 췌장과 삼초를 배속했는데 한방에는 부신과 췌장이 없기 때문에 장기의 기능에 합당한 기맥을 찾아 배속한 것입니다.
배꼽링과 16기맥은 이후에도 한방대학 교수들의 자문을 받아가며 오랜 기간 실험을 하였고 경희의료원 한방과는 물론 전문기관에서 7번 이상의 임상시험을 통해 검증받았으므로 효능에 대해서는 분명한 확실성을 갖고 있습니다.

약돌파스의 준비

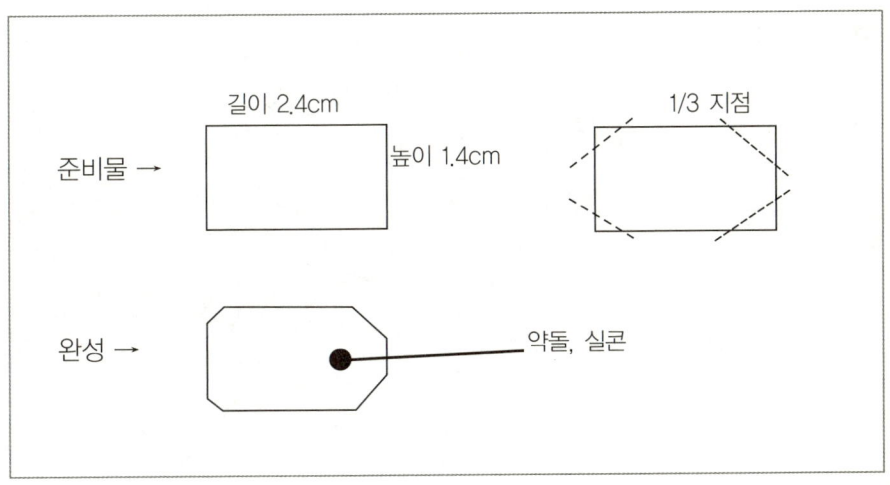

약돌파스를 사용하기 위해서는 먼저 파스(면반창고)를 길이 2.4cm, 높이 1.4cm로 자른 다음 그림처럼 1/3 지점을 오려내서 화살표 모양을 만들어야 합니다.
그런 다음 뒷부분의 각을 조금씩 오려내고 약돌과 실콘을 파스 앞쪽에 붙여서 사용하면 되는데 파스의 모양이 다소 다르게 오려져도 효과에는 큰 차이가 없습니다.

파스는 면을 소재로 한 파스가 좋으며 1차점에 붙이는 파스의 화살표 부분은 반드시 배꼽에서 바깥쪽을 향하도록 붙여야 합니다. 파스요법을 시술할 때에는 약돌이 든 파스를 치유할 기맥의 1차점에 붙이고 반대쪽 기맥의 2차점에 실콘을 붙인 파스를 붙여두면 됩니다.

약돌파스의 재료

약돌과 실콘

약돌파스요법은 배꼽링을 사용할 때 사용되는 재료와 동일한 성분의 약돌과 실콘을 사용합니다.

실콘은 공작재료를 붙일 때 쓰이는 '글루건'이라는 접착제로 무독이라서 안심하고 사용할 수 있는데 권총 모양의 기구에 전기로 열을 가하면 양초처럼 생긴 재료가 녹으면서 접착제로 바뀌게 됩니다.

유리판에 실콘을 가늘게 짜낸 다음 굳은 후에 적당한 크기로 잘라서 사용하면 되는데 색이 없고 투명하기 때문에 빨간색 매직으로 물감을 들이듯 표시를 해서 쓰면 편리합니다.

약돌은 배꼽링에 사용하는 광석 성분의 돌을 사용하며 약돌이 없을 경우에는 대용으로 적당한 굵기의 아연 철사를 니퍼나 펜치와 같은 도구를 이용해 절단해서 사용하면 됩니다.

약돌에 비해 효능이 약하기는 하지만 구하기가 쉬워서 약돌 대신에 임시로 쓸 수 있는 재료입니다.

일반적으로 철을 함유한 돌은 간장과 신장에 좋은 작용을 일으키고 기력을 높여주기 때문에 파스요법에 매우 요긴하게 사용되는 재료입니다.

파스를 쓰는 대신에 반창고를 사용하면 비용도 저렴하고 접착력이 좋아서 땀이 나도 잘 떨어지지 않는 장점이 있습니다.

일반적인 반창고는 접착력도 약하고 가위로 자를 때 불편하지만 배꼽링에 쓰이는 일회용 면반창고를 사용하면 접착력도 좋고 쉽게 모양을 만들어 사용할 수 있습니다.

2002년 처음 발표된 배꼽파스요법은 재료 없이 파스만을 사용했기 때문에 혈을 뚫는 기능이 부족했고 단점을 보완하기 위해 여러 가지 방법이 필요했습니다.

이 때문에 사용법이 까다롭고 불편한 점이 많았는데 약돌파스는 약돌과 실콘이 기맥 안의 에너지를 강력하게 밀어주고 당겨주는 역할을 하기 때문에 사용이 간편해졌습니다.

파스에 약돌과 실콘을 붙인 다음 그림을 참고해서 정해진 혈자리에 붙이두기만 하면 되기 때문입니다.

약돌과 실콘의 크기

약돌은 쌀알 크기 정도면 되고 실콘은 그보다 조금 더 크게 만들어서 사용하면 됩니다. 약돌 대신에 아연 철사를 사용할 경우에는 쌀알 반쪽 크기 정도로 자른 다음 사용해야 합니다. 너무 굵은 철사는 절단을 하기도 어렵고 사용하기에 불편하기 때문입니다.

1차점과 2차점의 위치

기맥의 1차점은 움푹 들어간 배꼽과 복부의 경계점입니다. 배꼽이 끝나는 지점에 파스의 끝부분이 닿게 한 다음 화살표가 기맥의 각도와 맞게 바깥쪽을 향하도록 맞추어 붙이면 됩니다.
2차점은 배꼽이 끝나는 지점으로부터 2.5cm 떨어진 지점으로 배꼽 끝에서 파스 한 개의 크기만큼 떨어진 지점입니다. 배꼽을 향해 파스의 화살표 부분을 먼저 2차점 끝에 맞추고 나머지 부분을 바깥쪽으로 기맥의 각도와 맞게 붙이면 됩니다.
뒤에 설명하는 '약돌파스의 응용법'과 그림을 참고하기 바랍니다. 주의할 점은 1차점에는 반드시 약돌을 붙인 파스를 붙이고 2차점에는 실콘을 붙인 파스를 붙여야 한다는 것입니다.

약돌파스 사용하기

사용방법과 시간

약돌파스는 단순히 혈을 자극하는 것이 아니라 기맥의 흐름을 유도하여 질병을 치유하기 때문에 효과가 강력합니다.
따라서 한 기맥을 향해 3시간 이상 붙여두지 않는 것이 좋은데 한 기맥에 너무 오래 붙여둘 경우 흐름이 역전되어 괴로움을 겪을 수도 있기 때문입니다.
약돌파스를 사용할 때에는 먼저 A기맥과 B기맥 중에서 병증을 찾아 2~3시간 쯤 파스를 붙여두는 것이 좋습니다.
처음 일주일 동안은 A기맥과 B기맥만을 번갈아 옮겨가며 원기를 충전한 다음 이후에 다시 병증상이 나타나는 일반 기맥으로 옮겨가는 방식인데, 일반 기맥을 치유할 때는 아래의 방법대로 하면 됩니다.

예) 'A기맥과 우측 간장기맥'을 치유할 경우

1) A기맥의 1차점에 약돌파스를 붙이고 B기맥의 2차점에 실콘파스를 붙인 뒤 2시간~5시간쯤 기다린다.
2) 파스들을 모두 떼어낸 다음 다시 우측 간기맥의 1차점에 약돌파스를 붙이고 좌측 방광기맥의 2차점에 실콘파스를 붙인 뒤 2시간~5시간쯤 기다린다.

제3부
약돌파스 응용법

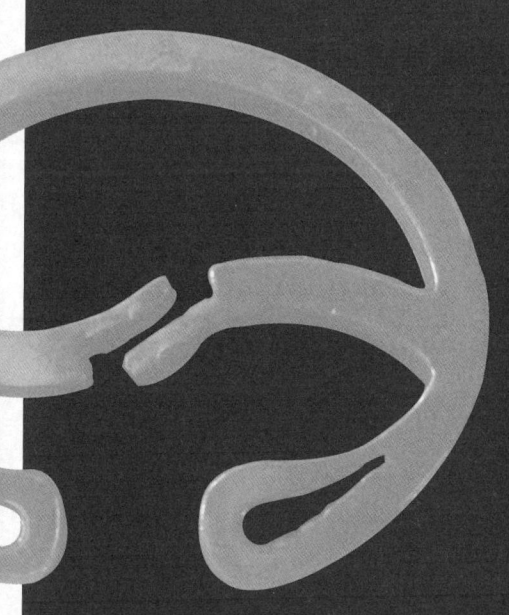

제1장

약돌파스의 두 가지 기본 사용법

약돌파스는 인체의 장기와 관련된 16기맥의 흐름을 조절하는 방법입니다. 기맥의 수가 열여섯 개인만큼 사용방법도 열여섯 가지가 되지만 16기맥은 A기맥과 B기맥을 제외한 나머지 14개 기맥들 모두가 'RC와 LC'처럼 동일한 기맥이 왼쪽과 오른쪽에 위치해 있는 구조를 갖고 있습니다. 따라서 아홉 개의 사용방법만 잘 숙지해두면 인체에 발생한 모든 질환에 응용해서 사용할 수 있습니다. 그런데 흥미로운 것은 이와 같은 여러 가지 방법이 있지만 실제 가장 많이 사용되는 방법은 단 두 가지뿐이라는 것입니다. 대부분의 증상은 A기맥과 B기맥의 '두 가지 응용법'만으로도 충분한 효과를 거둘 수 있기 때문입니다.

A기맥과 B기맥은 한방 침구학의 임맥과 독맥에 해당하는 기맥으로 부신과 췌장이 속해 있으며 인체의 앞쪽과 뒤쪽 중앙을 흐르면서 전체의 기운을 관장하는 큰 기맥입니다.

배꼽링은 물론 약돌파스를 처음 사용할 때 질병의 종류와 증세의 경중에 관계없이 기본적으로 사용되는 기맥인데 어느 기맥을 사용할 것인지는 진단법에 소개한 복진법이나 피부저항측정기를 이용해서 결정하면 됩니다. 하지만 약돌파스의 경우에는 진단법을 몰라도 사용에 지장이 없습니다. 먼저 'A기맥 응용법'을 사용해서 파스를 붙여두었다가 효과가 좋으면 그대로 두고, 효과가 나타나지 않을 경우에 'B기맥 응용법'으로 바꿔 붙이면 되기 때문입니다. 따라서 처음 얼마동안은 이 두 가지 방법만을 사용해서 치유를 하고 잘 낫지 않을 경우에는 다시 A기맥과 B기맥에 이어 일반 기맥 중에서 병증을 나타내는 한곳을 선택해서 치유하면 됩니다. 그런 다음 나머지 아홉 가지 방법을 익혀서 사용하면 되기 때문에 사용법을 익히는 일은 어렵지 않습니다.

독자들의 편의를 위하여 1장에서는 그림을 통해 16기맥의 구조와 위치 그리고 사용법에 관해 살펴보겠습니다. 그리고 파스를 붙일 때 사용되는 1차치유점과 2차치유점의 위치에 대해 알아보고 이를 바탕으로 2장에서는 각종 질환에 대한 약돌파스의 응용법을 이어가도록 하겠습니다. 기맥은 먼저 'A기맥과 B기맥'의 두 가지 응용법을 설명하였고 이어서 14개의 응용법을 차례로 소개하였습니다. 그런 다음 이를 바탕으로 2장에서는 각종 질환에 대한 약돌파스의 응용법을 이어가도록 하겠습니다.

적응증 1. 정신병, 심장병 등 모든 질환

A기맥 부신(임맥, 심포)

위치

A기맥은 배꼽을 기점으로 정중앙에서 입과 코를 향해 흘러가며 약돌파스를 사용할 때는 B기맥을 함께 이용한다.

A기맥과 B기맥은 배꼽링이나 파스로 질병을 치유할 때 기본적으로 사용되는 중요한 기맥으로 한방의 임맥과 독맥에 해당하며 모든 병에 효과를 나타내는 특징이 있습니다. 따라서 A기맥과 B기맥의 사용법만 잘 익혀두어도 심하지 않은 증상들은 대부분 사라지게 됩니다. 약돌파스는 병체질에 따라 먼저 A기맥 혹은 B기맥에 파스를 붙여 중앙의 기운을 조절한 다음 일반 기맥으로 옮겨가며 치유를 하는 방식을 사용합니다.

진단법을 모르거나 체질 구분이 어려울 때는 먼저 A기맥에 파스를 붙여둔 다음 반응을 살펴보고 효과가 없거나 반응이 좋지 않을 때는 다시 떼어내서 B기맥으로 옮겨 붙이면 됩니다.

모든 기맥을 같은 방법으로 응용해서 사용할 수 있는데 예를 들어 우측 RC기맥을 사용하다가 반응이 좋지 않으면 좌측 LC기맥

A. 정신병, 심장병 등 모든 질환

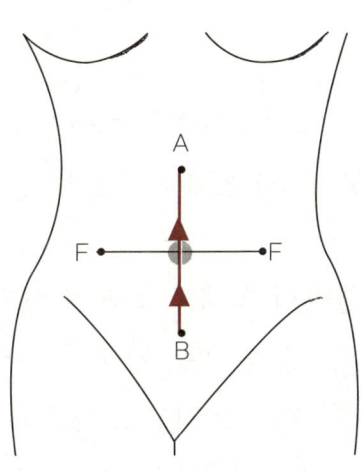

- 그림 속 파스의 모양은 방향성의 식별을 돕기 위해 임의로 설정하였으며 실제의 모양과는 차이가 있음.

파스를 붙이는 방법

A기맥(부신) 1차점에 약돌이 든 파스를 붙이고
B기맥(췌장) 2차점에는 실콘이 든 파스를 붙인다.

으로 옮겨 붙이는 방식입니다.

적응증 2. 허리디스크, 갑상선질환 등 모든 질환

B기맥 췌장(독맥, 삼초)

위치
B기맥은 배꼽을 기점으로 정중앙에서 생식기를 향해 흘러가며 약돌파스를 사용할 때는 A기맥을 함께 이용한다.

A기맥과 B기맥은 한방의 임맥과 독맥에 해당하는 중요한 기맥으로 모든 병에 효과를 볼 수 있는 기맥입니다.
파스로 질병을 치유 할 때 기본적으로 사용하는 기맥으로 체질에 따라 A기맥 혹은 B기맥을 선택해서 사용하게 됩니다.
B기맥에 파스를 붙여둔 다음 서너 시간 후에 떼어내거나 다른 기맥으로 옮겨 붙입니다.
기운이 약해지거나 효과가 없는 등 반응이 좋지 않을 때에는 다시 떼어내서 A기맥으로 옮겨 붙이면 되는데 모든 기맥을 같은 방법으로 사용할 수 있습니다.

B. 허리디스크 갑상선 등 모든 질환

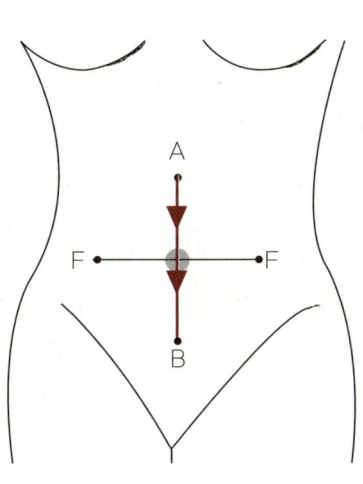

■ 1차점은 배꼽 끝에 파스를. 2차점은 배꼽 바깥쪽 2.5cm 끝부터.

파스를 붙이는 방법

B기맥(췌장) 1차점에 약돌이 든 파스를 붙이고
A기맥(부신) 2차점에 실콘이 든 파스를 붙인다.

적응증 3. 지방간, 간경변증 등 각종 간장질환

C기맥 간장

위치
간장기맥은 좌, 우에 한 개씩 모두 2개가 있으며 배꼽을 기점으로 A기맥과 F기맥 사이 위쪽 1/4 지점에 위치해 있고 각도 상으로는 A기맥 기준으로 22.5도에 있다.
약돌파스를 사용할 때는 반대쪽으로 연결되어 있는 방광기맥을 함께 이용한다.

사용방법
간장이 속해 있는 C기맥은 임맥과 독맥 다음으로 중요한 기맥이며 일반기맥으로는 가장 많이 선택되는 기맥으로 혈압을 조절하는 기능이 뛰어나서 중풍의 예방과 치유에 활용도가 매우 높습니다.
체질에 따라 A기맥 혹은 B기맥을 먼저 치유한 다음 우측의 병증이면 우측 C기맥을 향해 파스를 붙이고 좌측의 병이면 좌측 C기맥을 향해 파스를 붙여 사용하면 됩니다.

C. 간염, 간질환

1차점은 배꼽 끝에 파스를, 2차점은 배꼽 바깥쪽 2.5cm 끝부터

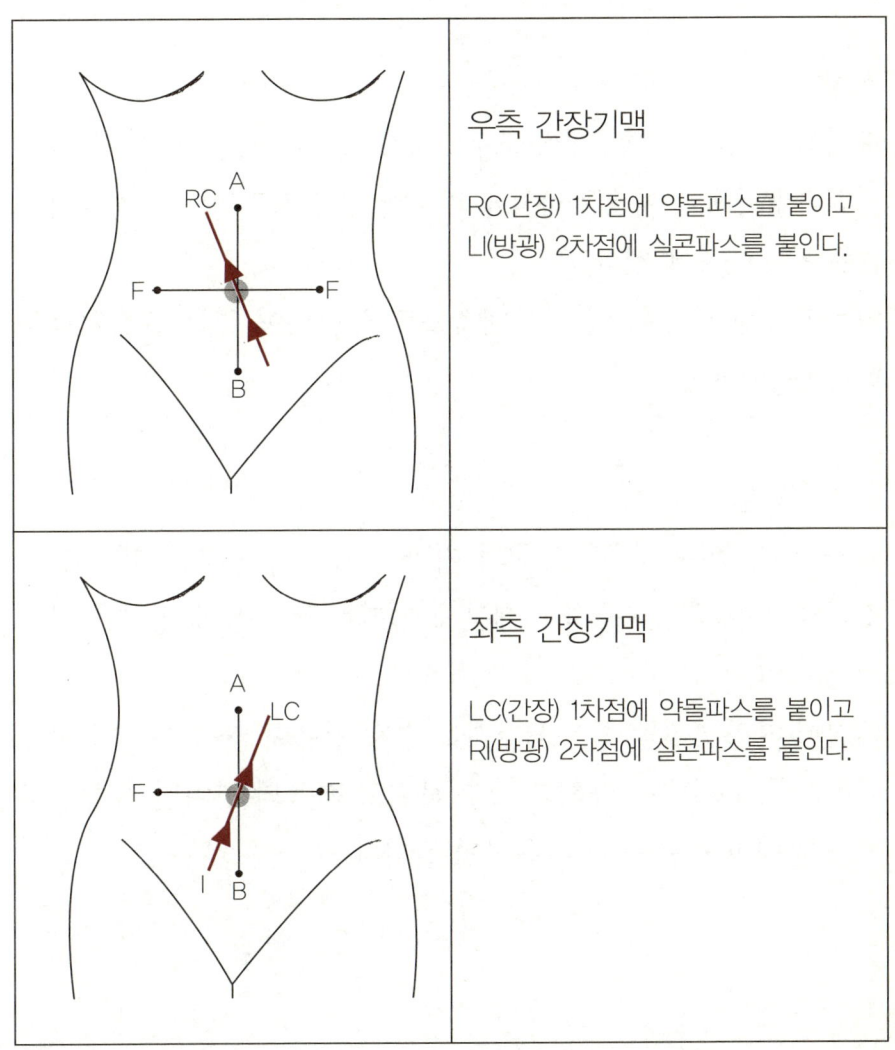

우측 간장기맥

RC(간장) 1차점에 약돌파스를 붙이고 LI(방광) 2차점에 실콘파스를 붙인다.

좌측 간장기맥

LC(간장) 1차점에 약돌파스를 붙이고 RI(방광) 2차점에 실콘파스를 붙인다.

적응증 4. 폐렴, 독감 등 각종 폐질환

D기맥 폐

위치

폐기맥은 좌, 우에 한 개씩 모두 2개가 있으며 배꼽을 기점으로 A기맥과 F기맥 사이 1/2 지점에 위치해 있고 각도 상으로는 A기맥 기준으로 45도에 있다.

약돌파스를 사용할 때는 반대쪽으로 연결되어 있는 소장기맥을 함께 이용한다.

사용방법

폐가 속해 있는 D기맥은 폐와 기관지 활동에 영향을 미치며 폐 경락과 연결되어 작용하기 때문에 어깨와 팔 운동에 영향을 미치게 됩니다.

체질에 따라 A기맥 혹은 B기맥을 먼저 치유한 다음 우측의 병증이면 우측 D기맥을 향해 파스를 붙이고 좌측의 병이면 좌측 D기맥을 향해 파스를 붙여 사용하면 됩니다.

D. 폐렴, 독감

1차점은 배꼽 끝에 파스를, 2차점은 배꼽 바깥쪽 2.5cm 끝부터

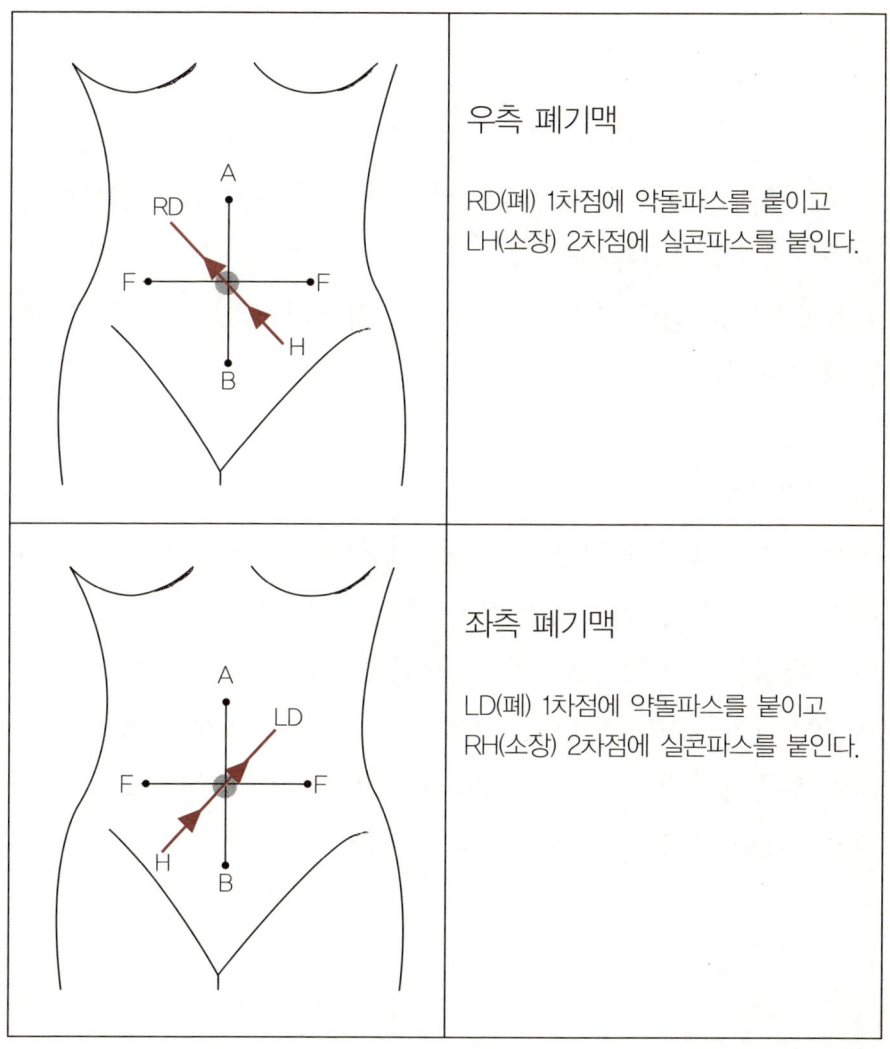

우측 폐기맥

RD(폐) 1차점에 약돌파스를 붙이고
LH(소장) 2차점에 실콘파스를 붙인다.

좌측 폐기맥

LD(폐) 1차점에 약돌파스를 붙이고
RH(소장) 2차점에 실콘파스를 붙인다.

적응증 5. 협심증 등 각종 심장질환

E기맥 심장

위치
심장기맥은 좌, 우에 한 개씩 모두 2개가 있으며 배꼽을 기점으로 A기맥과 F기맥 사이 3/4 지점에 위치해 있고 각도 상으로는 A기맥 기준으로 67.5도에 있다.
약돌파스를 사용할 때는 반대쪽으로 연결되어 있는 위장기맥을 함께 이용한다.

사용방법
심장과 비장이 속해 있는 E기맥은 심장과 비장 활동에 영향을 미치며 심장과 비장경락에 연결되어 작용하기 때문에 어깨와 팔 그리고 관절운동에 영향을 미치게 됩니다.
체질에 따라 A기맥 혹은 B기맥을 먼저 치유한 다음 우측의 병증이면 우측 E기맥을 향해 파스를 붙이고 좌측의 병이면 좌측 E기맥을 향해 파스를 붙여 사용하면 됩니다.

E. 각종 심장병

1차점은 배꼽 끝에 파스를. 2차점은 배꼽 바깥쪽 2.5cm 끝부터

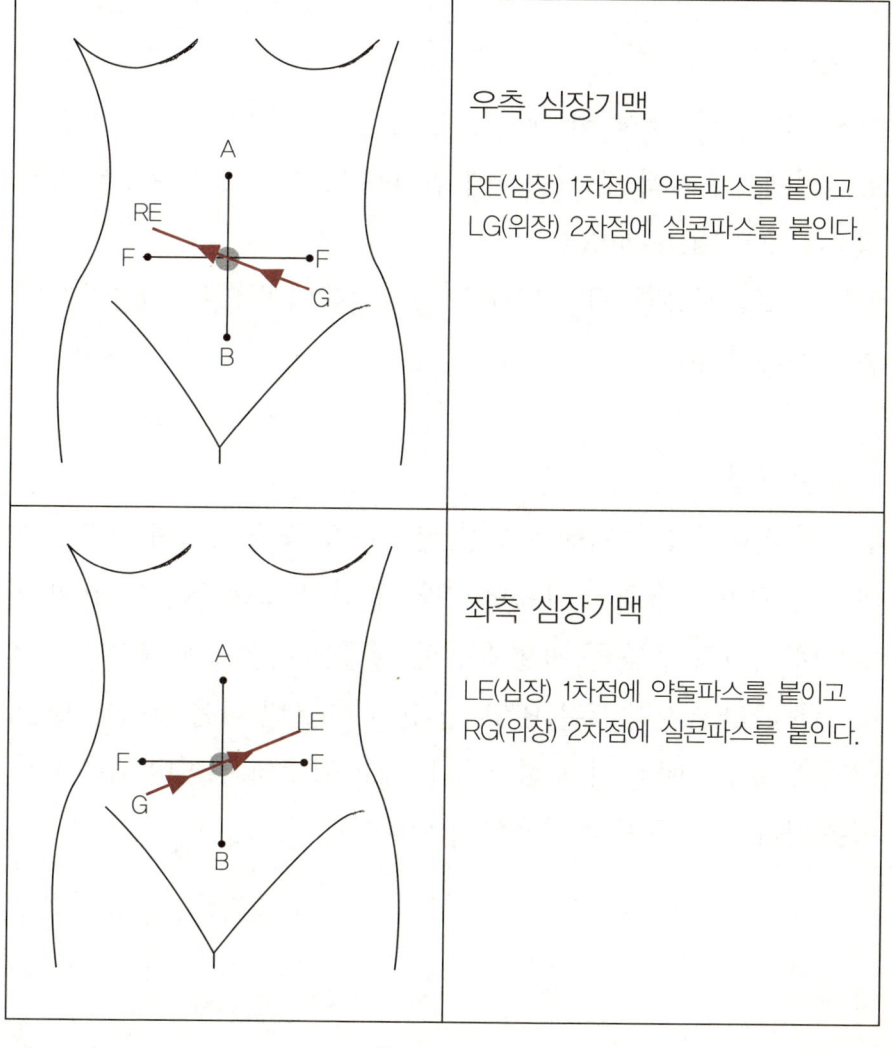

우측 심장기맥

RE(심장) 1차점에 약돌파스를 붙이고
LG(위장) 2차점에 실콘파스를 붙인다.

좌측 심장기맥

LE(심장) 1차점에 약돌파스를 붙이고
RG(위장) 2차점에 실콘파스를 붙인다.

적응증 6. 각종 디스크, 신장염 등 신장질환

F기맥 신장

위치
신장기맥은 좌, 우에 한 개씩 모두 2개가 있으며 배꼽을 기점으로 A기맥과 B기맥 사이 중간에 위치해 있고 각도 상으로는 A기맥 기준으로 90도에 있다.
약돌파스를 사용할 때는 반대쪽으로 연결되어 있는 신장기맥을 함께 이용한다.

사용방법
신장이 속해 있는 F기맥은 신장 활동에 영향을 미치며 신장경락과 연결되어 작용하기 때문에 뼈와 관련된 모든 질환에 효과가 있으며 허리와 무릎 등 관절 운동에 영향을 미치게 됩니다.
체질에 따라 A기맥 혹은 B기맥을 먼저 치유한 다음 우측의 병증이면 우측 F기맥을 향해 파스를 붙이고 좌측의 병이면 좌측 F기맥을 향해 파스를 붙여 사용하면 됩니다.

F. 각종 디스크, 신장염

1차점은 배꼽 끝에 파스를. 2차점은 배꼽 바깥쪽 2.5cm 끝부터

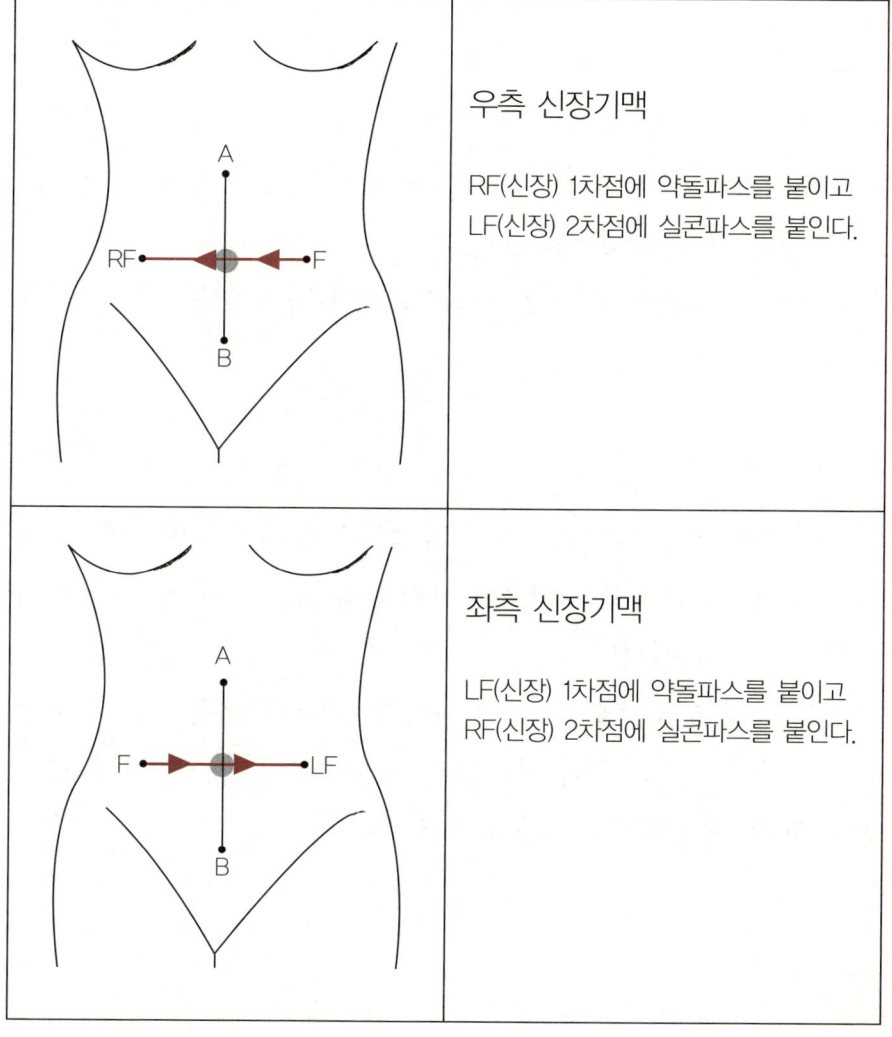

우측 신장기맥

RF(신장) 1차점에 약돌파스를 붙이고
LF(신장) 2차점에 실콘파스를 붙인다.

좌측 신장기맥

LF(신장) 1차점에 약돌파스를 붙이고
RF(신장) 2차점에 실콘파스를 붙인다.

적응증 7. 위염, 위궤양 등 각종 위장질환

G기맥 위장

위치

위장기맥은 좌, 우에 한 개씩 모두 2개가 있으며 배꼽을 기점으로 F기맥과 B기맥 사이 1/2 지점에 위치해 있고 각도 상으로는 F기맥 기준으로 22.5도에 있다.
약돌파스를 사용할 때는 반대쪽으로 연결되어 있는 심장기맥을 함께 이용한다.

사용방법

위장이 속해 있는 G기맥은 위장과 십이지장의 활동에 영향을 미치며 위장경락과 연결되어 작용하기 때문에 다리와 허리, 무릎에 영향을 미치게 됩니다.
체질에 따라 A기맥 혹은 B기맥을 먼저 치유한 다음 우측의 병증이면 우측 G기맥을 향해 파스를 붙이고 좌측의 병이면 좌측 G기맥을 향해 파스를 붙여 사용하면 됩니다.

G. 위염, 위궤양

1차점은 배꼽 끝에 파스를, 2차점은 배꼽 바깥쪽 2.5cm 끝부터

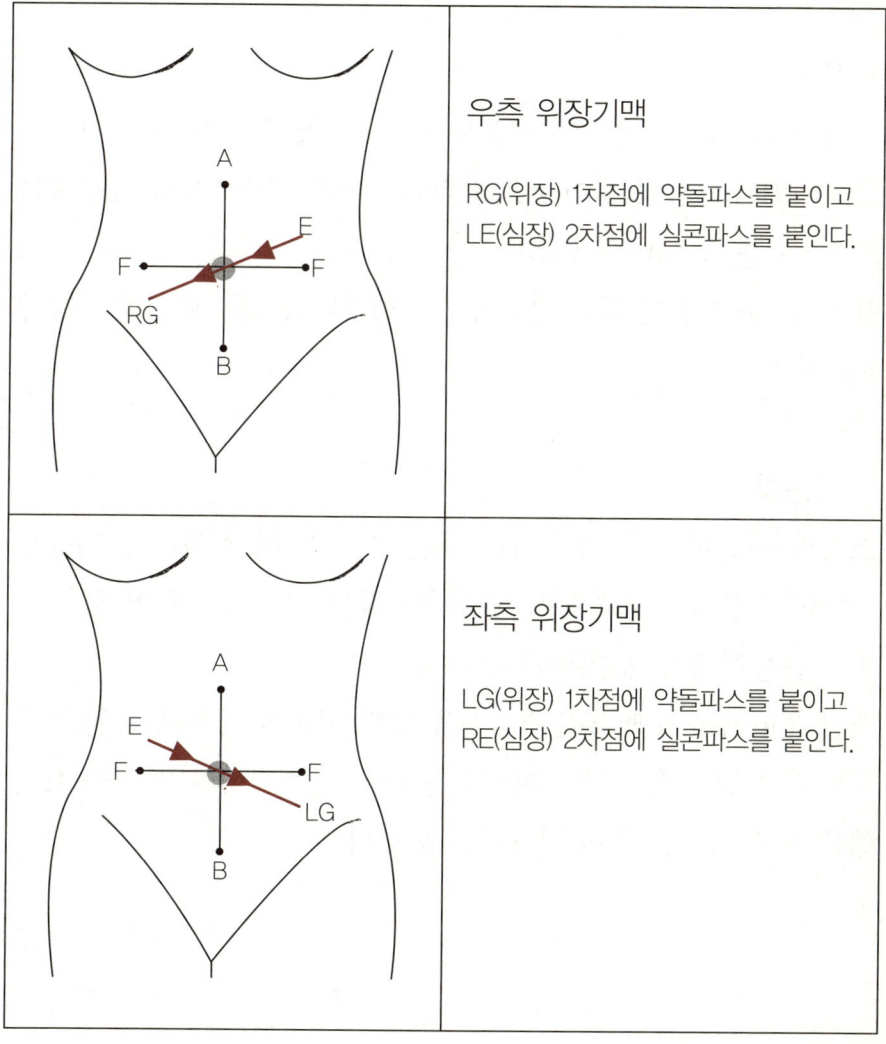

우측 위장기맥

RG(위장) 1차점에 약돌파스를 붙이고
LE(심장) 2차점에 실콘파스를 붙인다.

좌측 위장기맥

LG(위장) 1차점에 약돌파스를 붙이고
RE(심장) 2차점에 실콘파스를 붙인다.

적응증 8. 설사, 변비, 대장염 등 각종 소장질환

H기맥 소장, 대장

위치

소장기맥은 좌, 우에 한 개씩 모두 2개가 있으며 배꼽을 기점으로 F기맥과 B기맥 사이 1/2 지점에 위치해 있고 각도 상으로는 F기맥 기준으로 45도에 있다.

약돌파스를 사용할 때는 반대쪽으로 연결되어 있는 폐기맥을 함께 이용한다.

사용방법

소장과 대장이 속해 있는 H기맥은 소장과 대장 활동에 영향을 미치며 소장과 대장경락에 연결되어 작용하기 때문에 어깨와 팔, 손목 운동에 영향을 미치게 됩니다.

체질에 따라 A기맥 혹은 B기맥을 먼저 치유한 다음 우측의 병증이면 우측 H기맥을 향해 파스를 붙이고 좌측의 병이면 좌측 H기맥을 향해 파스를 붙여 사용하면 됩니다.

H. 소장과 대장의 염증

1차점은 배꼽 끝에 파스를, 2차점은 배꼽 바깥쪽 2.5cm 끝부터

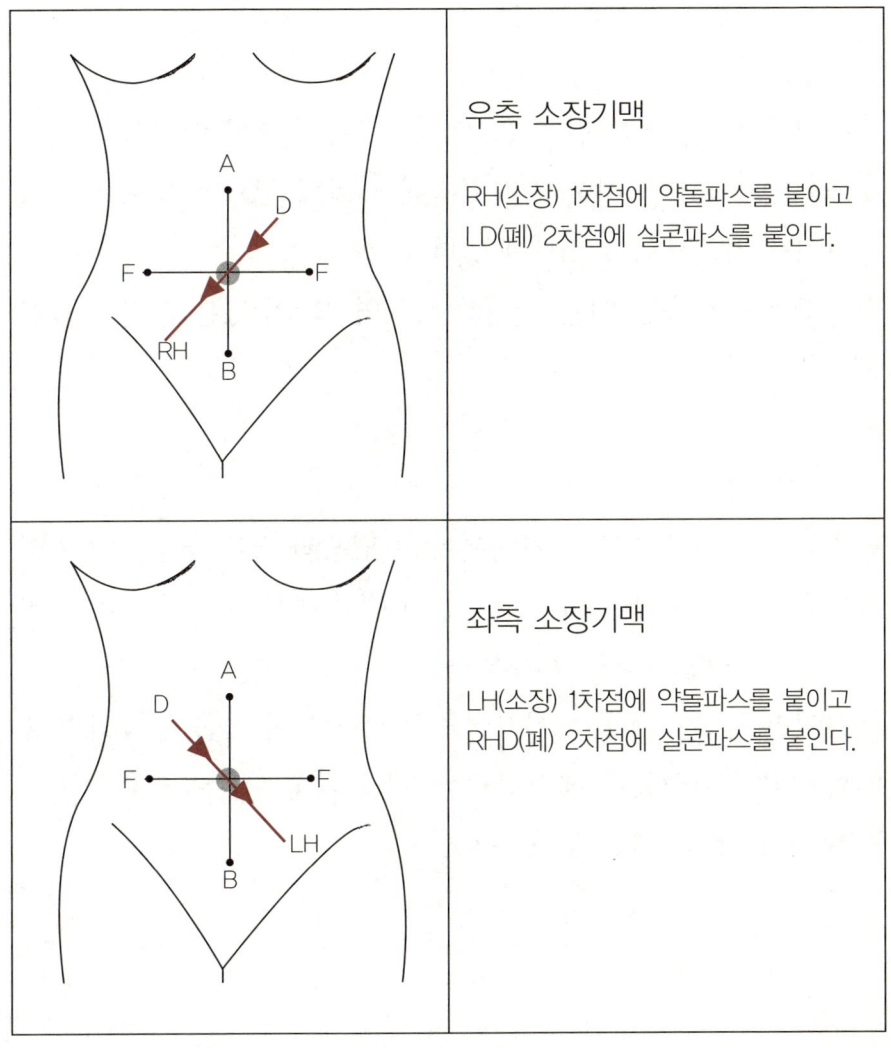

우측 소장기맥

RH(소장) 1차점에 약돌파스를 붙이고 LD(폐) 2차점에 실콘파스를 붙인다.

좌측 소장기맥

LH(소장) 1차점에 약돌파스를 붙이고 RHD(폐) 2차점에 실콘파스를 붙인다.

적응증 9. 방광염 등 각종 염증질환

I 기맥 방광, 담

위치

방광기맥은 좌, 우에 한 개씩 모두 2개가 있으며 배꼽을 기점으로 F기맥과 B기맥 사이 3/4 지점에 위치해 있으며 각도 상으로는 F기맥 기준으로 67.5도에 있다.

약돌파스를 사용할 때는 반대쪽으로 연결되어 있는 간기맥을 함께 이용한다.

사용방법

방광과 담이 속해 있는 I 기맥은 주로 방광과 담에 영향을 미치며 방광과 담경락에 연결되어 작용하기 때문에 주로 목과 허리 그리고 다리 운동에 영향을 미치게 됩니다.

체질에 따라 A기맥 혹은 B기맥을 먼저 치유한 다음 우측의 병증이면 우측 I 기맥을 향해 파스를 붙이고 좌측의 병이면 좌측 I 기맥을 향해 파스를 붙이면 됩니다.

I. 방광염 등 각종 염증질환

1차점은 배꼽 끝에 파스를, 2차점은 배꼽 바깥쪽 2.5cm 끝부터

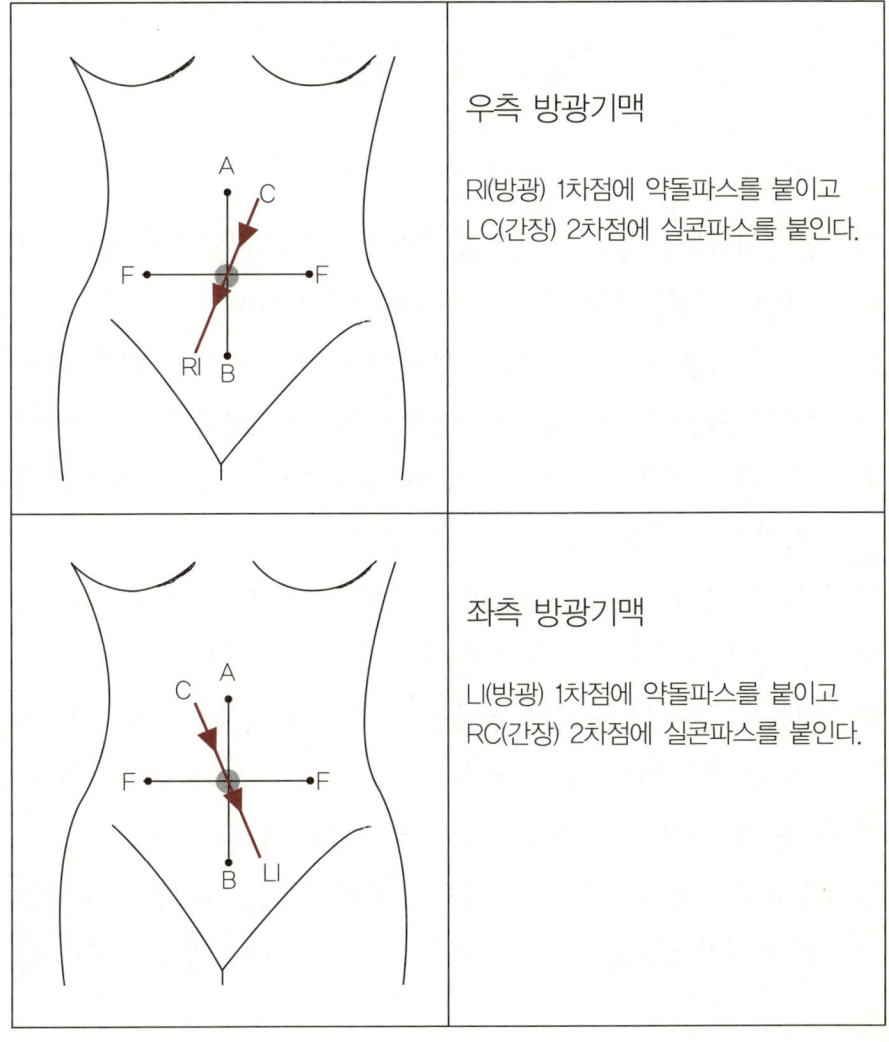

우측 방광기맥

RI(방광) 1차점에 약돌파스를 붙이고
LC(간장) 2차점에 실콘파스를 붙인다.

좌측 방광기맥

LI(방광) 1차점에 약돌파스를 붙이고
RC(간장) 2차점에 실콘파스를 붙인다.

제2장

약돌파스 응용법

경락을 이용해서 질병을 치료할 때에는 24경락은 물론 365개가 넘는 혈의 성질을 모두 알아야 활용이 가능합니다.
이 때문에 많은 시간과 노력을 들여야 하고 습득이 어려운 경우도 많지만 약돌파스는 앞에서 살펴본 것처럼 16기맥과 1차점의 위치 그리고 2차점의 위치만 정확히 알고 있으면 쉽고 간단하게 모든 질환에 효과를 거둘 수 있습니다.
기억하기도 쉽고 필요할 때마다 그림을 찾아 그대로 따라하면 되기 때문에 사용상의 어려움은 없을 것으로 생각합니다.
앞에서는 기본적인 장기의 병증을 16기맥에 맞추어 살펴보았으므로, 이번 장에서는 각종 질병에 대한 약돌파스의 응용법을 보다 구체적인 설명과 함께 알아보도록 하겠습니다.
그림은 편의상 우측과 좌측의 기맥 중에서 한쪽의 기맥만을 정하였으므로 이해가 부족한 경우에는 앞 장에 나온 16기맥의 그림과 설명을 참고하기 바랍니다.

진단과 증상에 따라 치유할 기맥을 선택하되 진단이 어려운 경우는 한쪽을 먼저 사용해본 후에 효과가 없으면 다른 한쪽의 기맥을 치유해보는 것도 하나의 방법입니다.

A기맥과 B기맥은 모든 질병치유에 기본적으로 사용되는 기맥이므로 제외하였으니 1장의 내용을 숙지하기 바랍니다.

배꼽링을 사용할 때도 약돌파스 응용법을 참고하면 됩니다.

정형외과 질환

1. 오십견과 어깨의 통증

어깨의 통증과 운동장애는 오십견은 물론 중풍으로 팔이 마비되었을 때도 나타나지만 두 질환 모두 부신인 A기맥과 췌장인 B기맥의 조절만으로도 효과가 잘 나타납니다.
물론 구체적인 방법을 사용하면 표적치유처럼 효과가 더욱 확실해집니다.

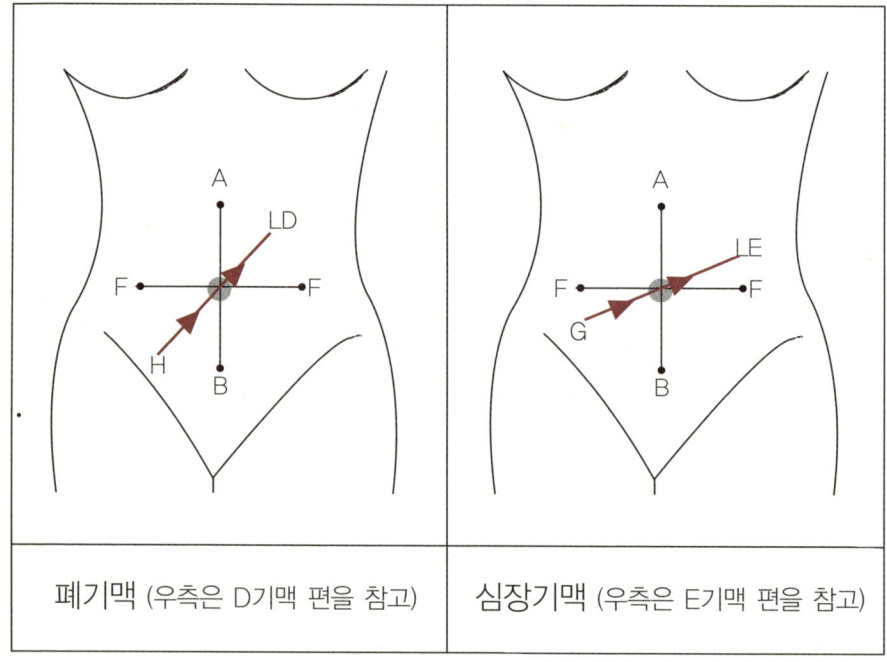

폐기맥 (우측은 D기맥 편을 참고)   심장기맥 (우측은 E기맥 편을 참고)

2. 관절염

관절염을 비롯하여 뼈와 관련된 질환은 대부분 신장과 방광기맥의 병증입니다. 류마티스의 경우는 심장기맥이 보다 효율적입니다.

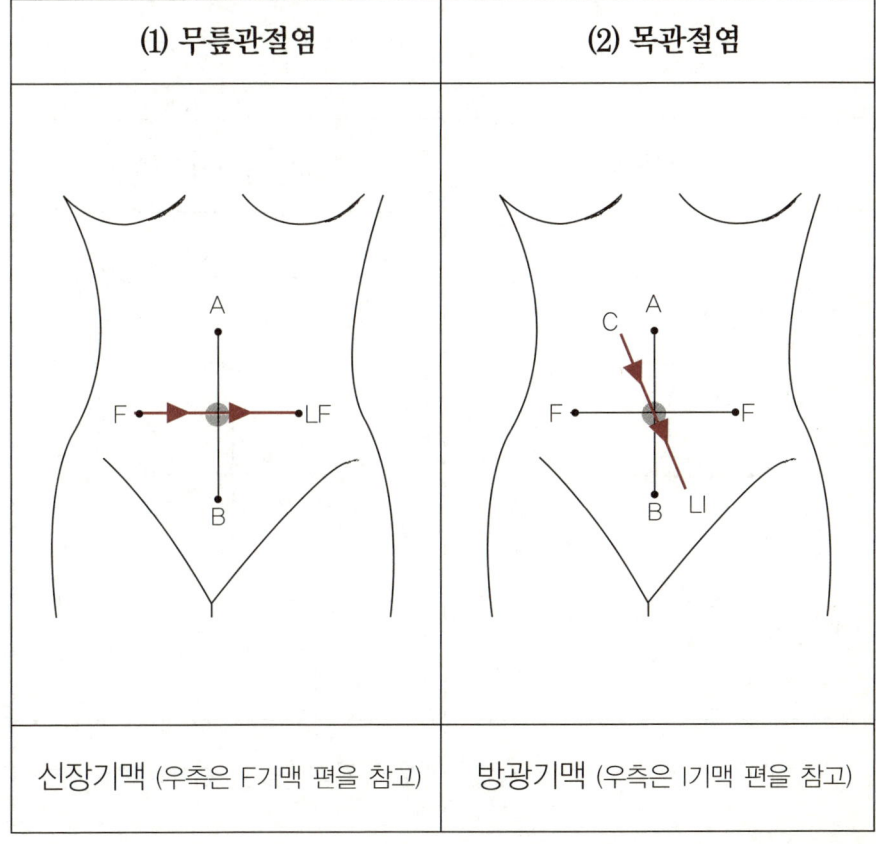

(1) 무릎관절염	(2) 목관절염
신장기맥 (우측은 F기맥 편을 참고)	방광기맥 (우측은 I기맥 편을 참고)

3. 각종 디스크와 허리의 통증

관절은 물론 뼈와 관련된 질환은 대부분 신장과 방광기맥의 병증이지만 체질에 따라서는 위장기맥을 다스려야 합니다.

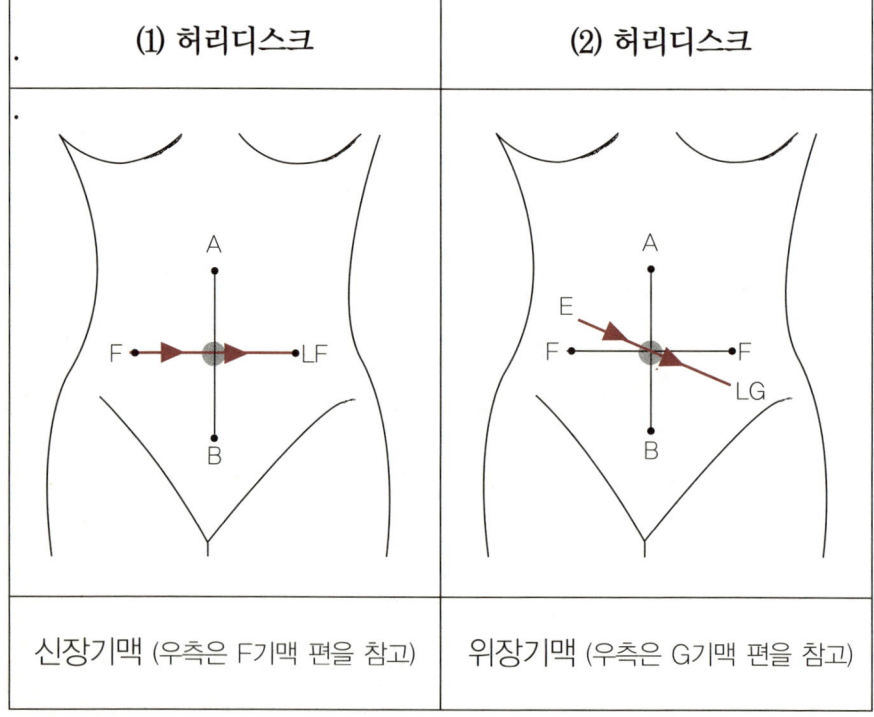

소화기계통 질환

4. 신경성 위장병

위염이 잘 낫지 않고 재발하는 경우는 신경성일 경우가 많은데 기본은 위장기맥을 조절해야 하지만 낫지 않을 경우에는 간장 혹은 심장기맥을 치유해야 합니다.
만성체증의 경우는 폐기맥이 효과적입니다.

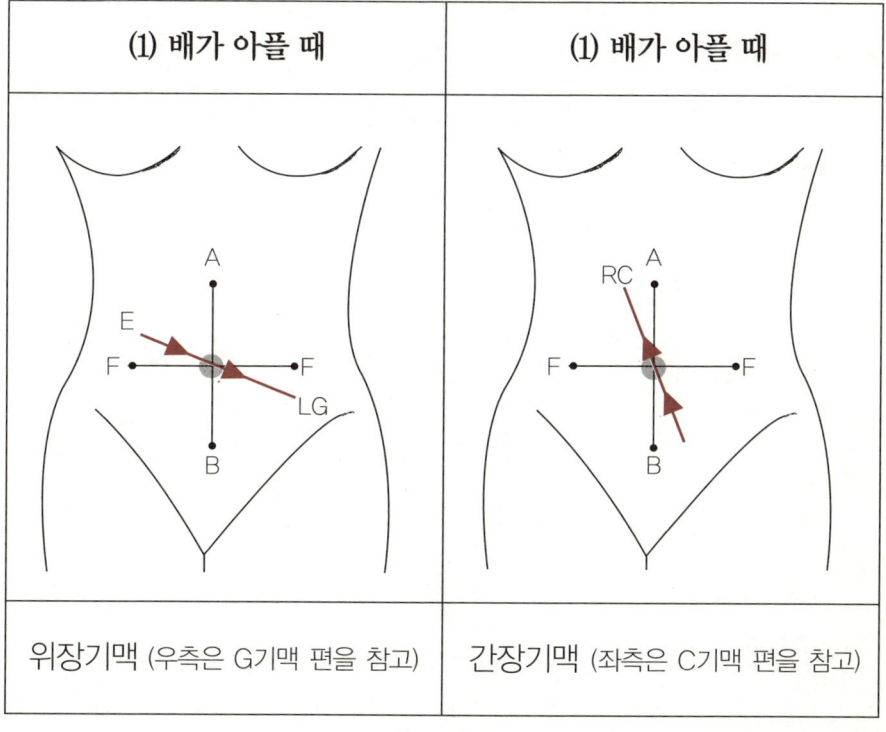

(1) 배가 아플 때 — 위장기맥 (우측은 G기맥 편을 참고)

(1) 배가 아플 때 — 간장기맥 (좌측은 C기맥 편을 참고)

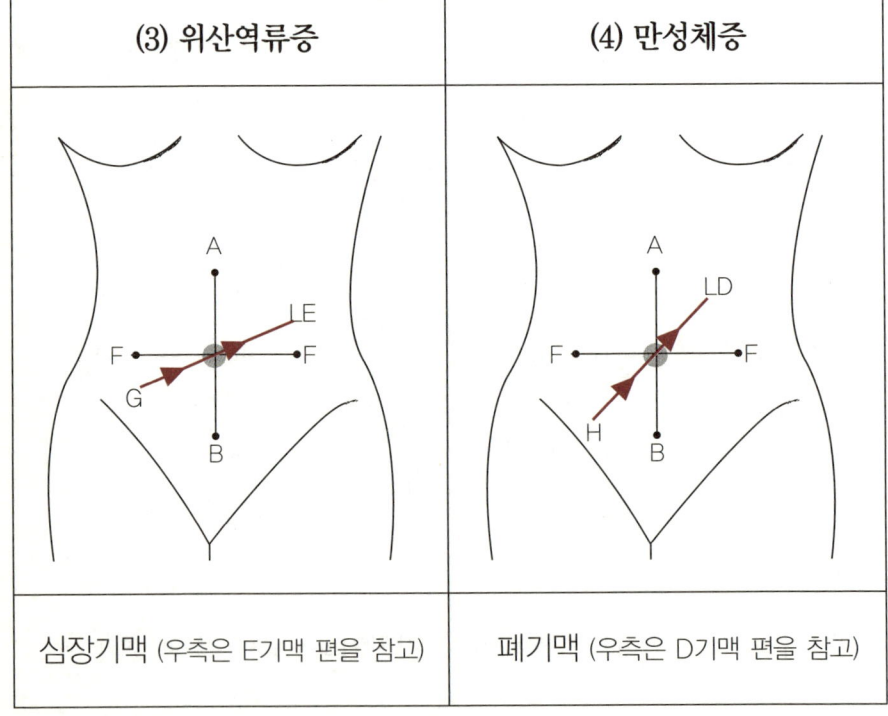

82 • 쉽고 편한 약돌파스요법

5. 치질

치질은 항문의 병으로 대장과 관계가 깊지만 기맥의 반응은 주로 간장에서 나타납니다.
간혹 방광과 심장으로 인한 증상도 있지만 대개는 간장기맥과 위장기맥의 조절만으로도 잘 치유됩니다.

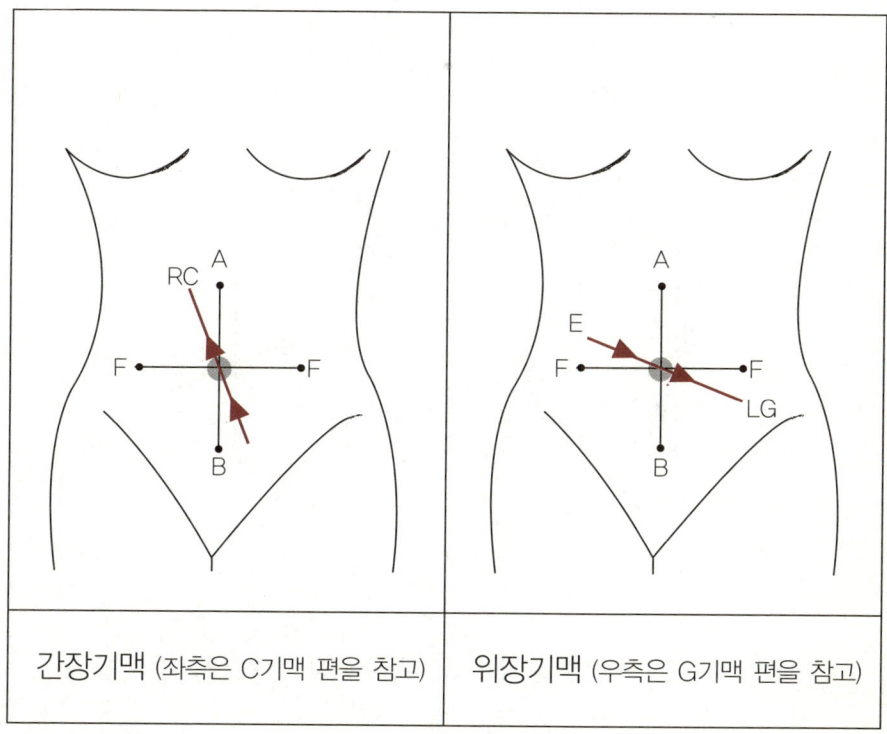

간장기맥 (좌측은 C기맥 편을 참고)   위장기맥 (우측은 G기맥 편을 참고)

6. 구내염

입 안에 염증이 나는 것은 간장 기능이 약해졌기 때문입니다. 때로는 상극 관계인 위장의 반응인 경우도 적지 않으므로 증상에 맞추어 기맥을 선택하면 됩니다.

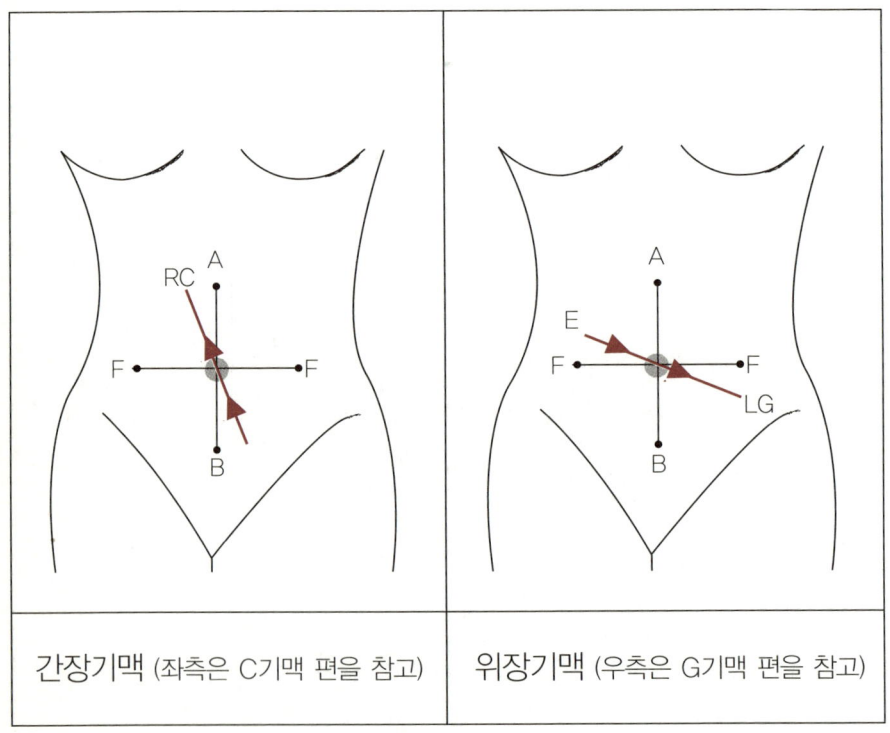

간장기맥 (좌측은 C기맥 편을 참고)   위장기맥 (우측은 G기맥 편을 참고)

7. 설사

변비와 설사는 기본적으로 대장의 병증입니다. 하지만 급한 설사가 나는 경우 위장으로 인한 경우가 많고 속이 불편하며 만성이 된 설사는 간장의 병증입니다.

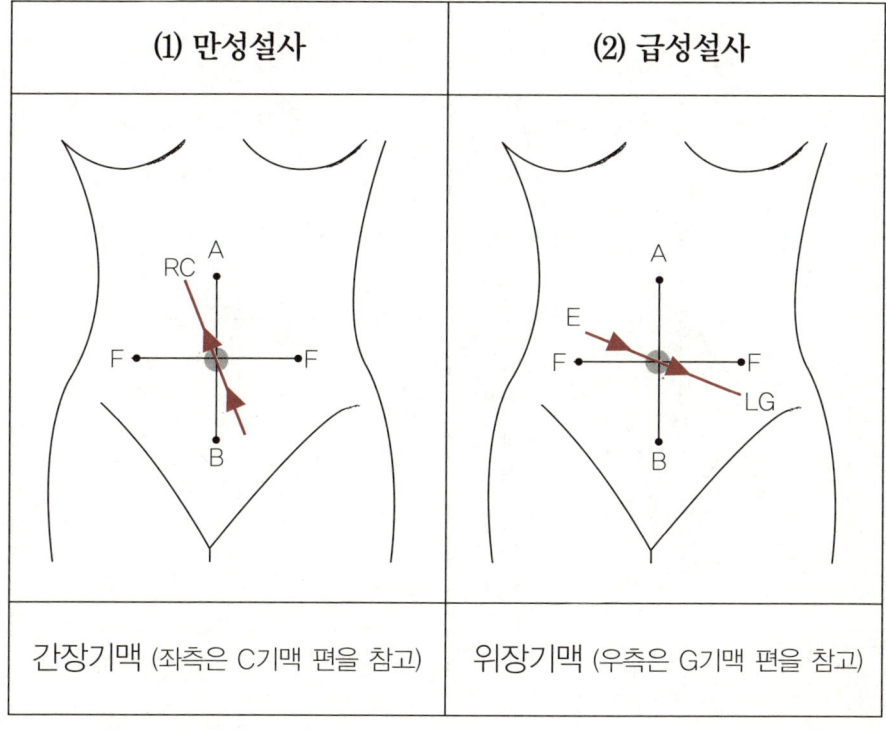

8. 변비

변비의 경우는 대장 다음으로 심장의 병증으로 인한 경우가 많습니다.

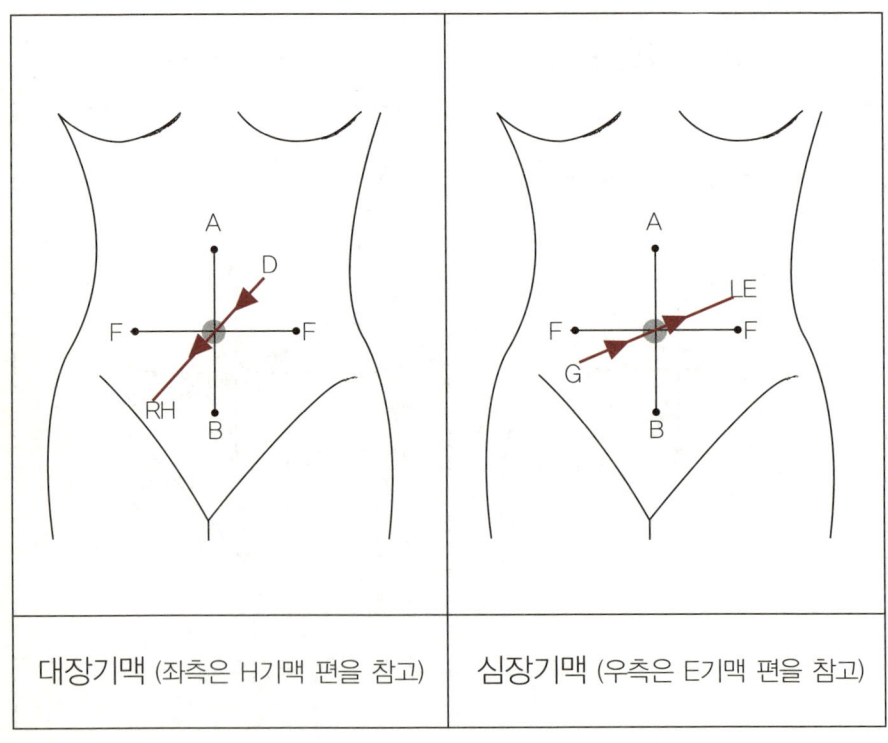

| 대장기맥 (좌측은 H기맥 편을 참고) | 심장기맥 (우측은 E기맥 편을 참고) |

신경계통 질환

9. 중풍 및 고혈압과 저혈압

고혈압과 저혈압은 심장과 관련된 질환이지만 좌, 우의 간장 혹은 심장기맥을 다스렸을 때 가장 효과가 좋은 것으로 밝혀졌습니다. 때론 방광을 치유해도 좋은 결과가 나타납니다.

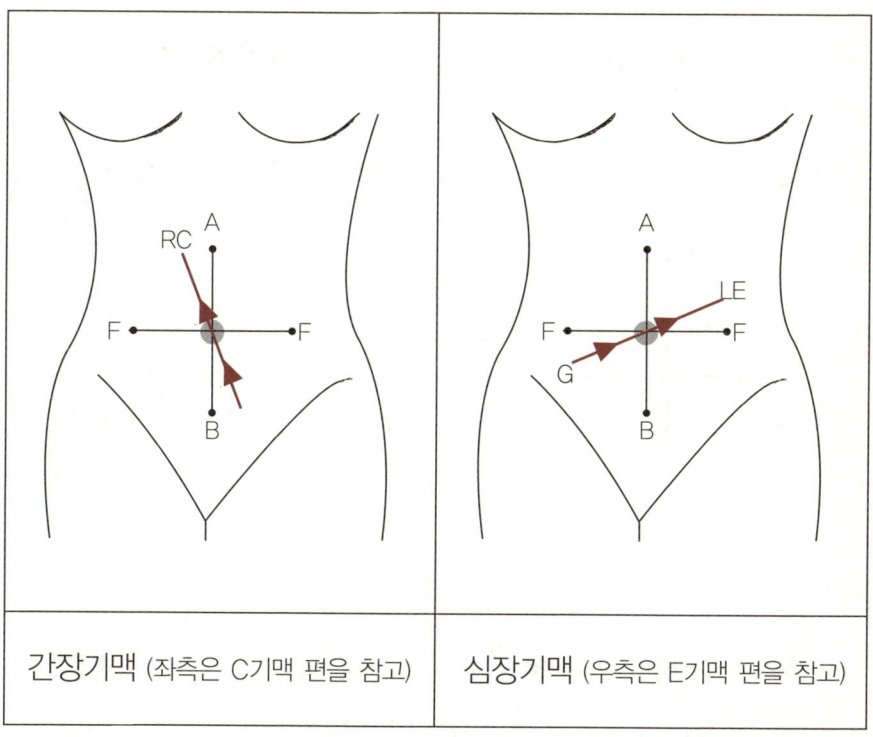

간장기맥 (좌측은 C기맥 편을 참고)   심장기맥 (우측은 E기맥 편을 참고)

10. 불면증, 화병

불면증은 근본적으로 신장의 병증입니다. 하지만 스트레스를 많이 받을 경우에는 간장과 심장이 흥분해서 잠이 오지 않을 경우도 있고 위장장애에 의한 경우도 적지 않습니다.
화병의 경우는 신장기맥을 다스리면 매우 좋은 효과가 나타납니다.

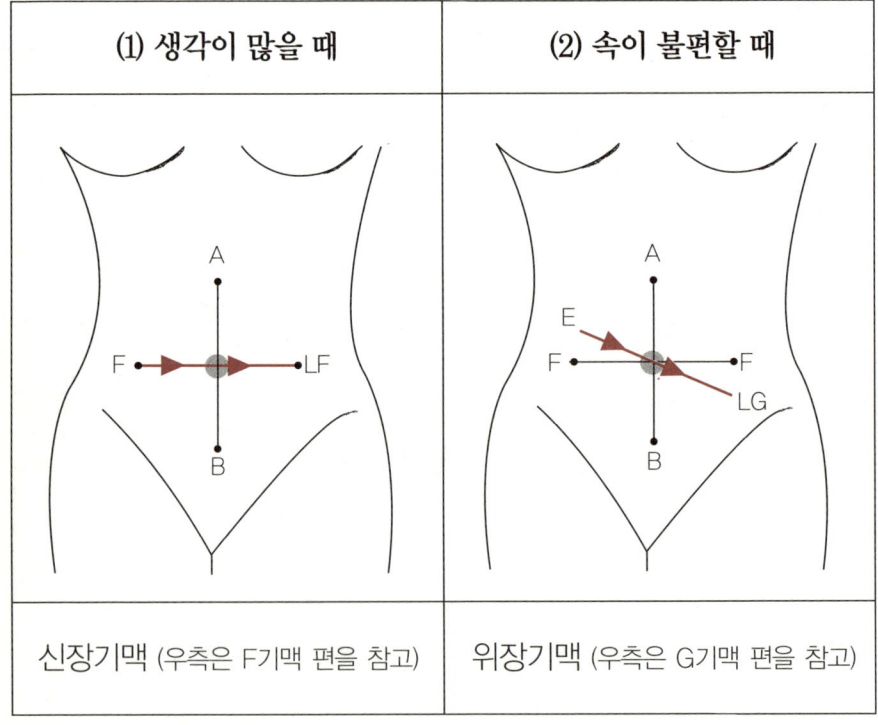

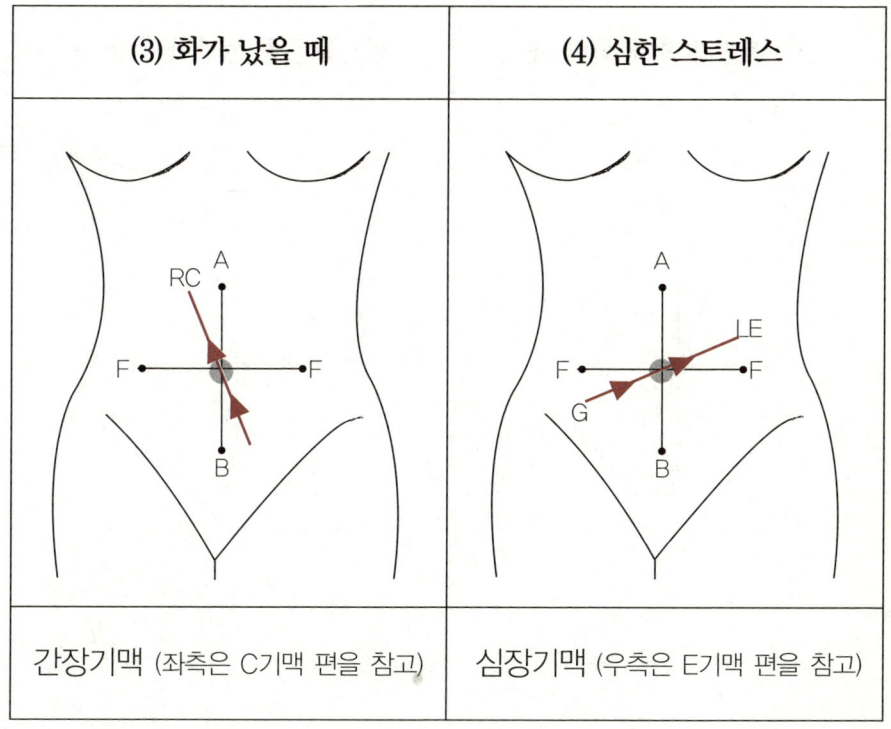

제3부 약돌파스 응용법 • 89

11. 우울증

우울증은 근본적으로 간장의 병증입니다. 하지만 간장은 신장의 영향을 많이 받으므로 때론 신장기맥을 함께 치유해야 합니다.

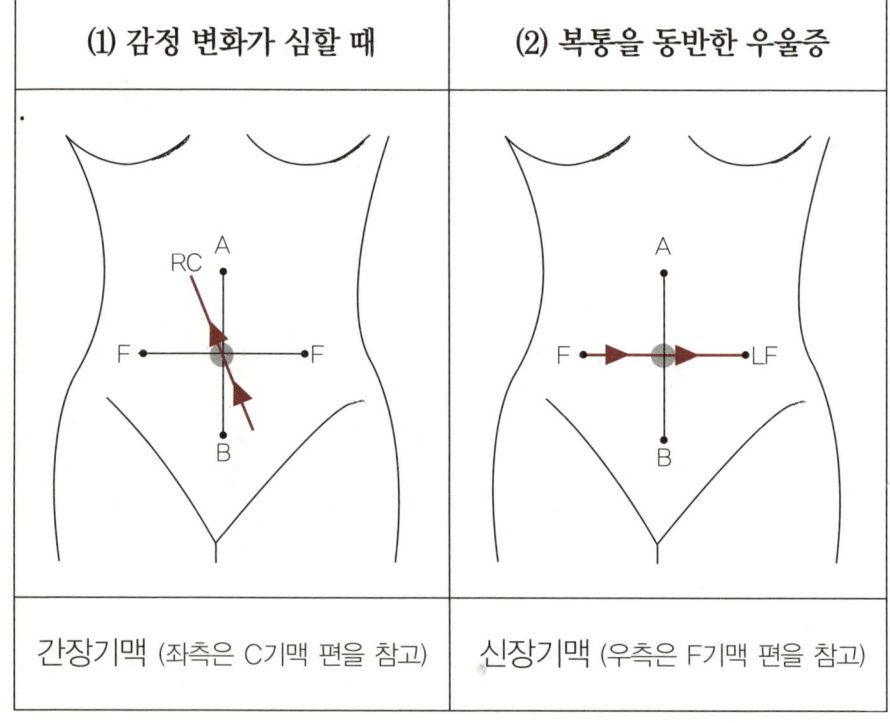

(1) 감정 변화가 심할 때 — 간장기맥 (좌측은 C기맥 편을 참고)

(2) 복통을 동반한 우울증 — 신장기맥 (우측은 F기맥 편을 참고)

12. 간질병

간질병은 뇌세포와 뇌조직의 이상으로 발생하며 부신과 췌장 그리고 간장기맥과 깊은 관계가 있습니다. 따라서 체질에 따라 기본적으로 A기맥이나 B기맥을 먼저 치유한 다음 간장기맥과 신장기맥을 치유하면 효과가 있습니다.

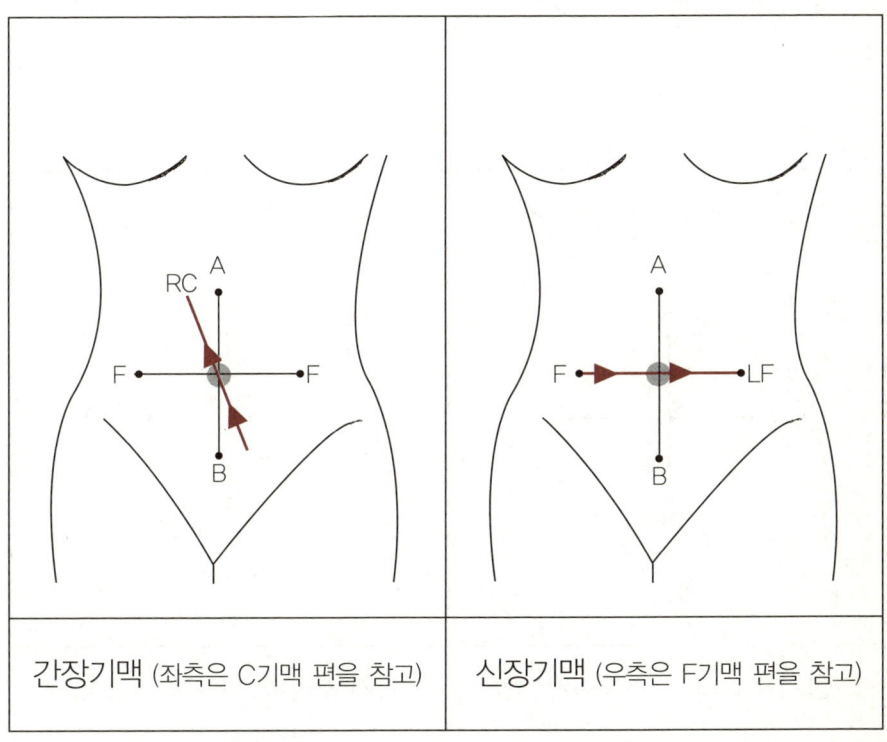

간장기맥 (좌측은 C기맥 편을 참고)

신장기맥 (우측은 F기맥 편을 참고)

13. 정신병

정신병도 뇌의 이상으로 인한 질환이기 때문에 간질병과 유사한 성격을 띠지만 주로 간장기맥과 폐기맥의 영향을 많이 받게 됩니다.
체질에 따라서는 방광과 위장의 병증으로 나타납니다.

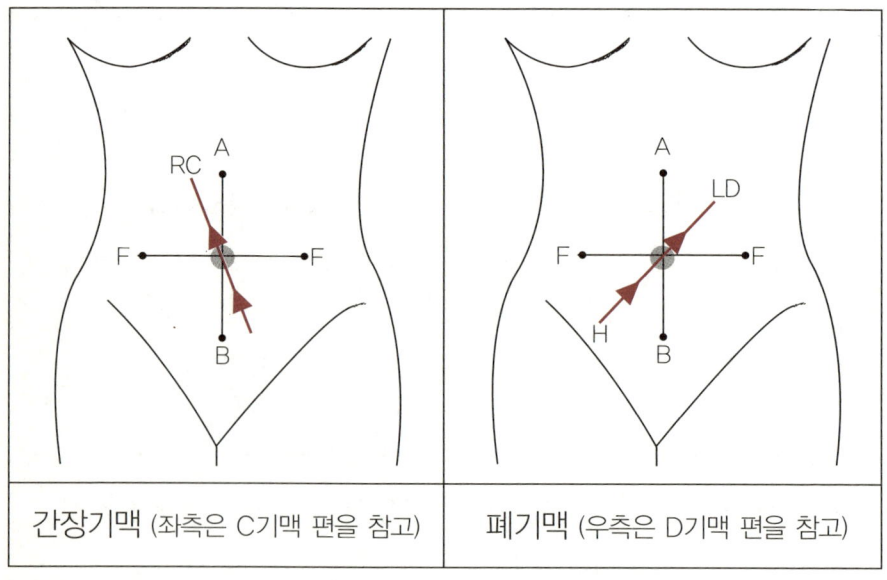

간장기맥 (좌측은 C기맥 편을 참고)   폐기맥 (우측은 D기맥 편을 참고)

14. 비만, 편두통과 이명

방광기맥은 신장기맥과 함께 식욕을 조절하는 기능을 갖고 있습니다. 따라서 방광의 기운이 약해지면 이유 없이 식욕이 왕성해지면서 비만으로 발전하게 됩니다.

증상이 악화되면 뒷목이 당기고 이명현상과 함께 편두통이 오는 경우도 많은데 가벼운 두통이나 식탐은 간장기맥의 반응으로 인한 경우도 적지 않습니다.

반대로 신장기맥의 기운이 약해지면 입맛이 없어지면서 몸이 마르고 체중이 저하되는 현상이 나타나게 됩니다.

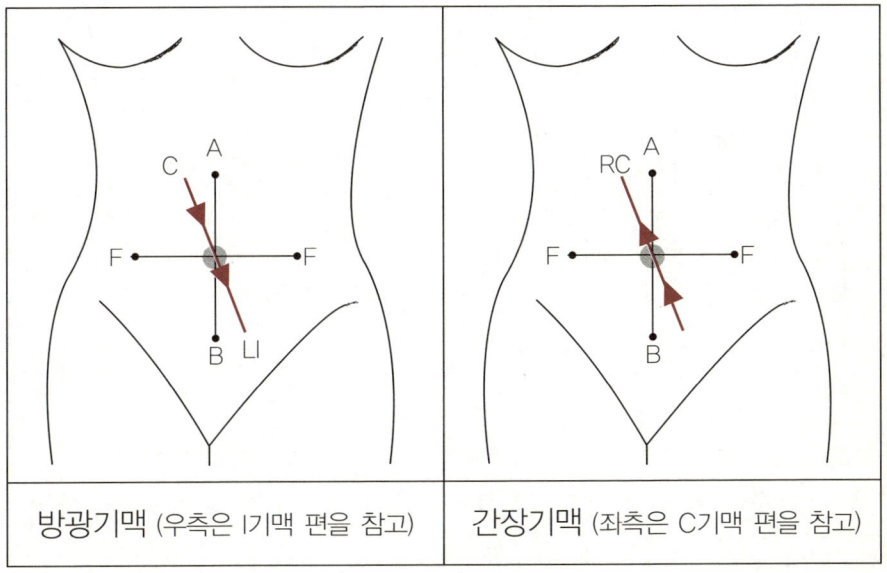

방광기맥 (우측은 I기맥 편을 참고)   간장기맥 (좌측은 C기맥 편을 참고)

내분비계통 질환

15. 갑상선 질환

갑상선이 붓는 증상은 B기맥을 조절해주면 잘 듣지만 위장이나 방광기맥을 조절해주면 빠르게 좋아집니다.

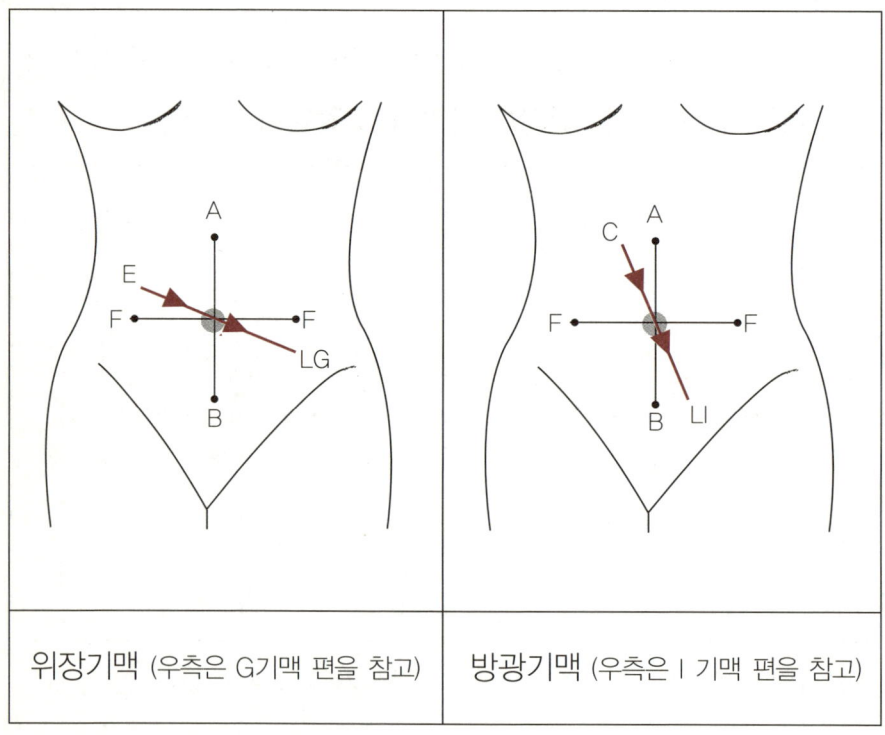

위장기맥 (우측은 G기맥 편을 참고)   방광기맥 (우측은 I 기맥 편을 참고)

16. 당뇨병

당뇨병은 근본적으로 췌장의 병증이지만 심장과 간장의 영향을 많이 받으므로 심장과 간장의 기운을 조절해주어야 합니다.
병세가 심한 경우에는 신장기맥을 함께 치유하면 됩니다.

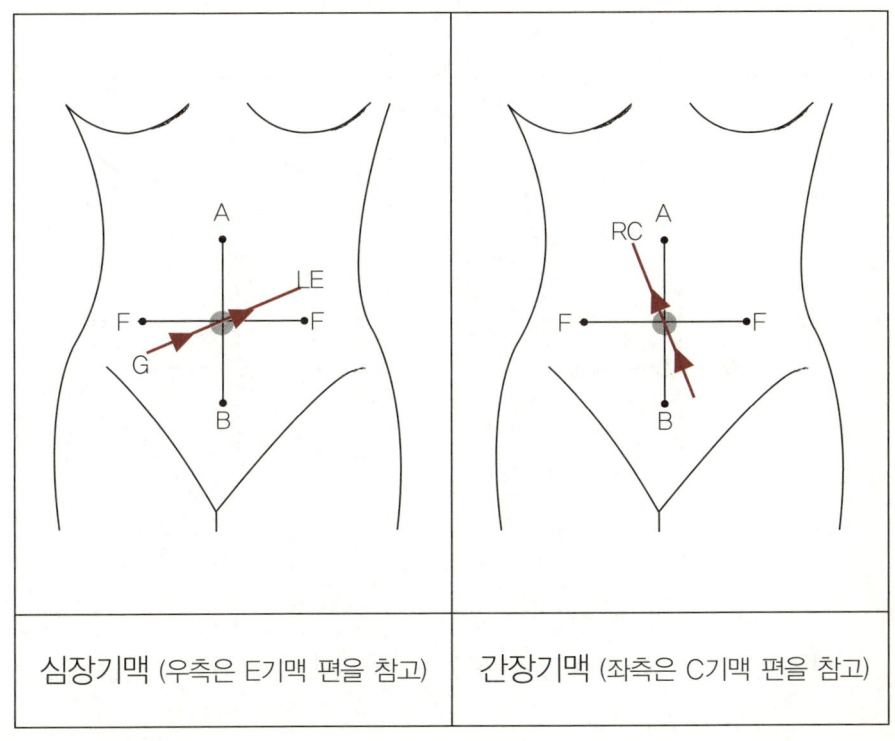

심장기맥 (우측은 E기맥 편을 참고) 간장기맥 (좌측은 C기맥 편을 참고)

비뇨, 생식계통 질환

17. 생리통

생리통은 신장과 방광의 병이며 어깨통증이 함께 나타날 때에는 소장기맥을 치유합니다.

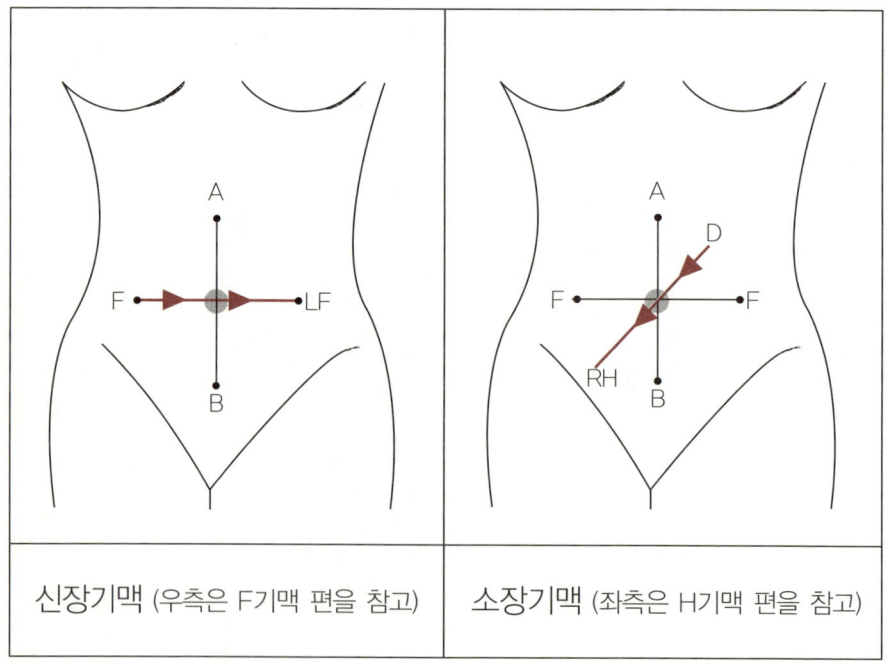

신장기맥 (우측은 F기맥 편을 참고)   소장기맥 (좌측은 H기맥 편을 참고)

18. 소변의 이상

소변은 기본적으로 신장과 방광의 병증입니다. 그렇지만 신장기맥 아래쪽에 있는 위장과 소장의 영향을 받는 일도 적지 않습니다.

상황에 따라 변화가 심하므로 아래의 내용대로 해 본 다음 효과가 잘 나타나지 않을 때는 여러 가지로 바꾸어가며 사용해 보기 바랍니다.

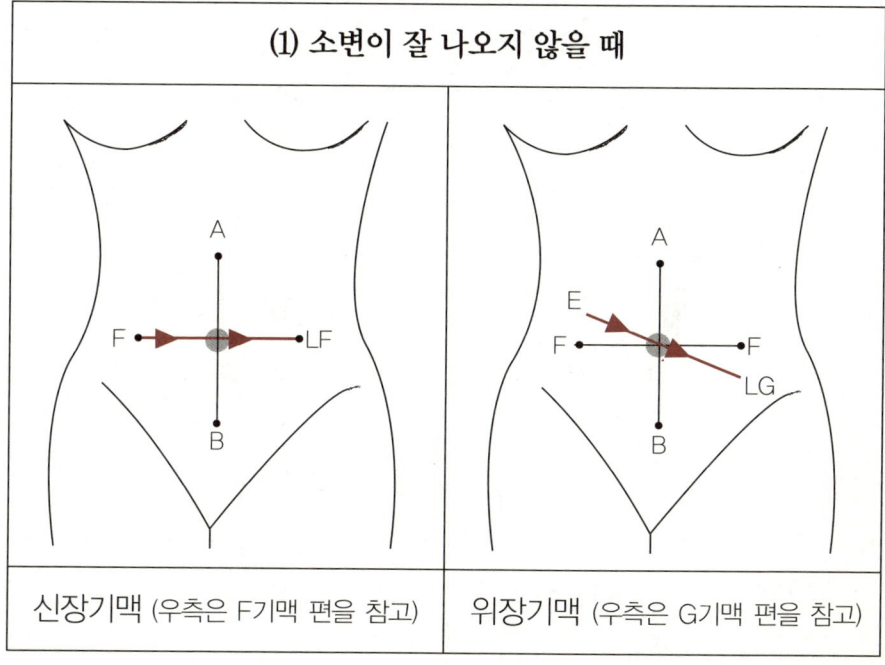

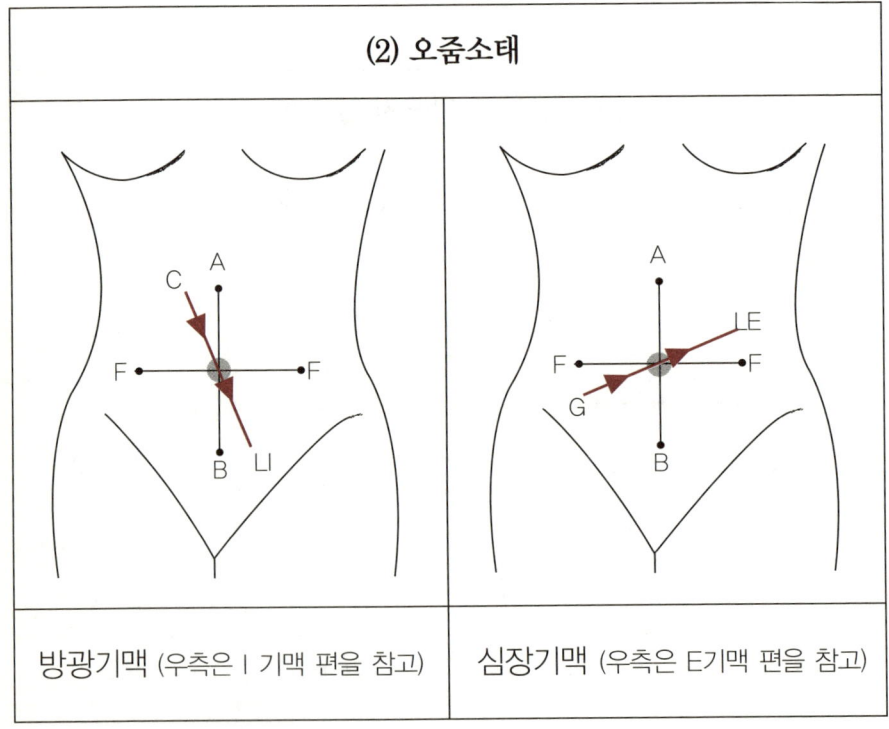

19. 정력부족

정력증강에 쓰이는 비아그라는 본래 심장약으로 개발된 것입니다. 이처럼 정력과 심장은 매우 관계가 깊습니다.
그밖에도 방광과 소장기맥을 활용하면 좋은 효과가 나타납니다.

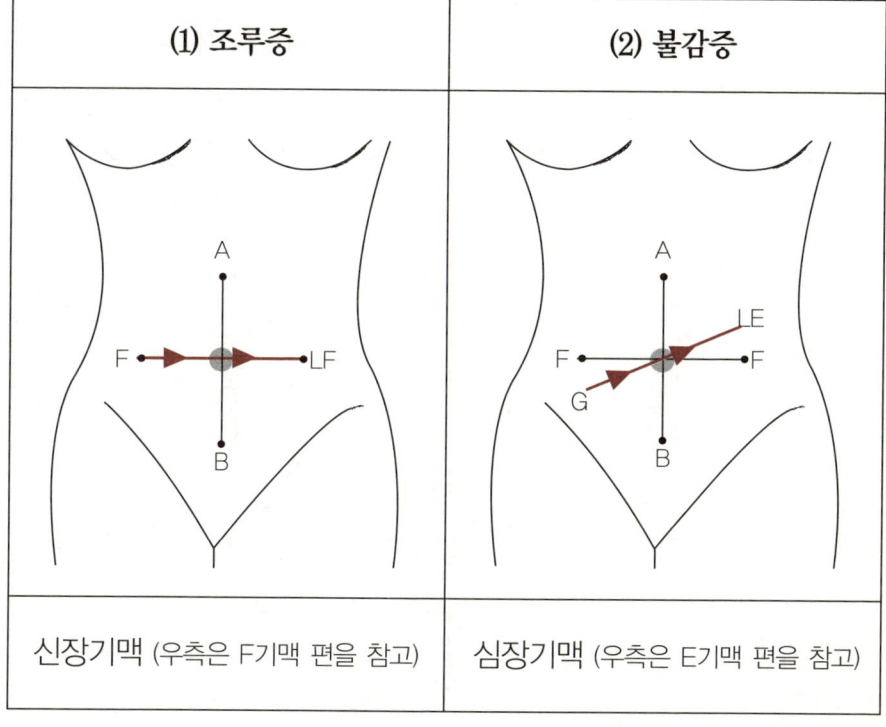

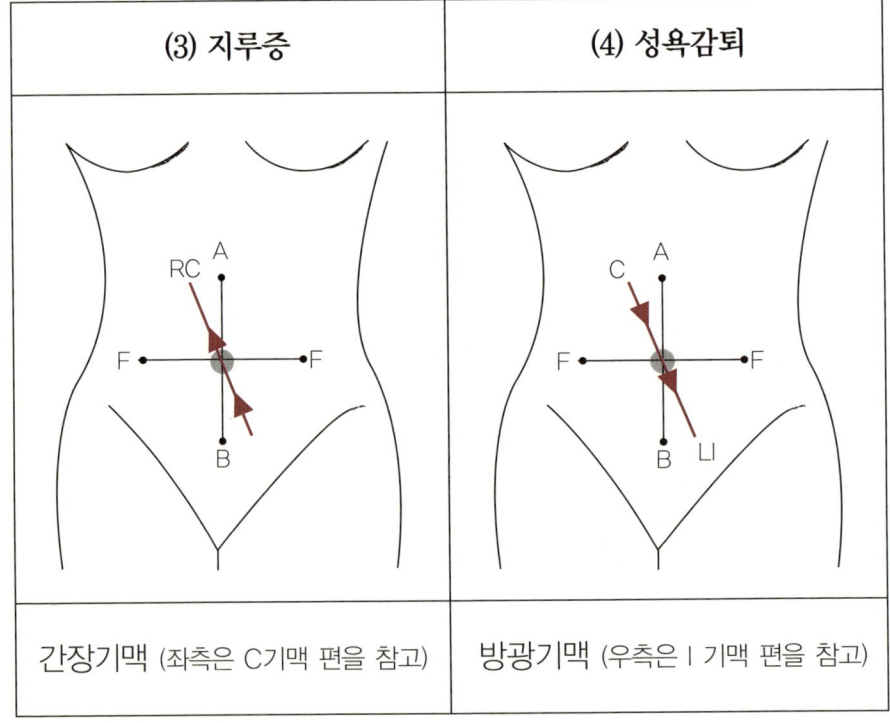

호흡기계통 질환

20. 감기와 편도선

감기는 폐와 기관지의 병입니다. 하지만 간장에 의한 경우도 적지 않으며 목소리가 잘 나오지 않거나 목에서 통증이 나타날 때는 폐와 신장기맥을 치유해야 합니다.

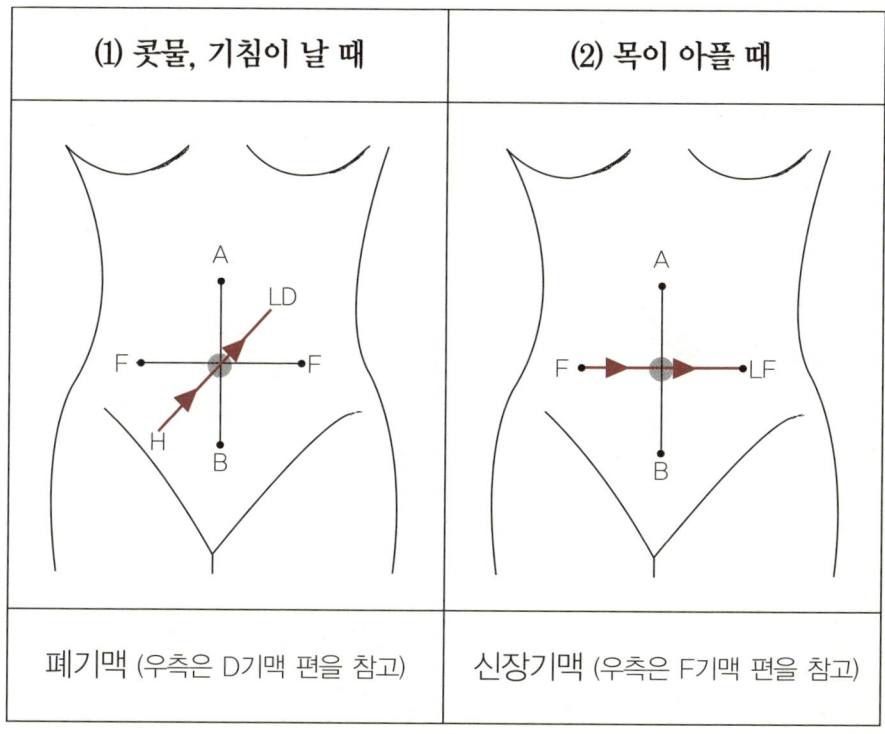

(1) 콧물, 기침이 날 때	(2) 목이 아플 때
폐기맥 (우측은 D기맥 편을 참고)	신장기맥 (우측은 F기맥 편을 참고)

21. 호흡곤란

부산에서 임상시험을 하던 당시 췌장암으로 고통 받던 여성 한 분은 "가슴이 답답하며 숨쉬기가 어렵다."며 호흡곤란 증상을 호소해 왔는데 좌측의 소장기맥을 다스리자 이틀 만에 증상이 사라지는 것을 확인할 수 있었습니다.

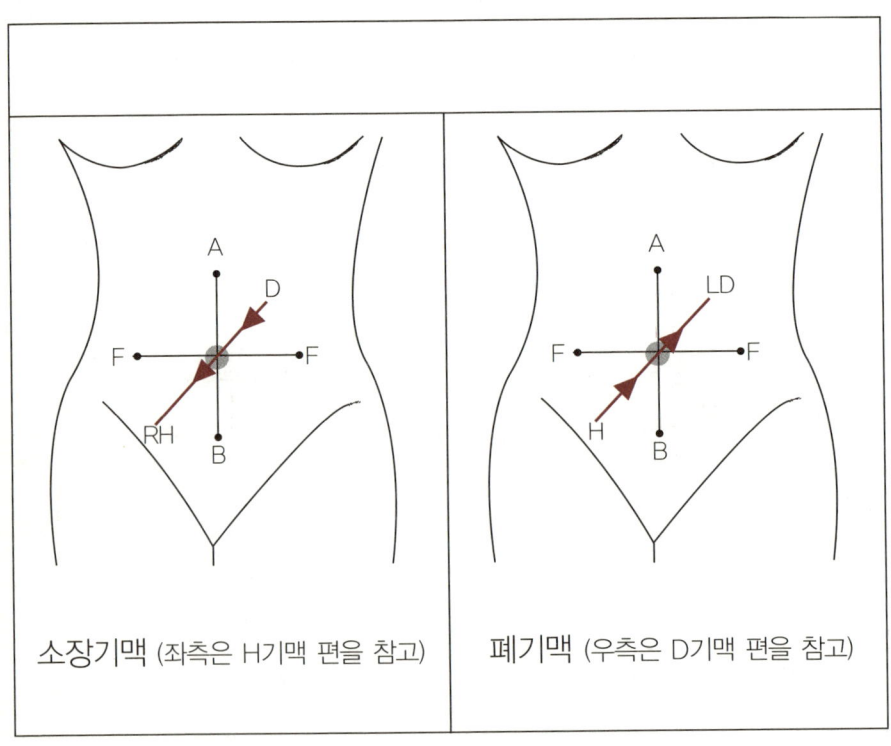

소장기맥 (좌측은 H기맥 편을 참고)   폐기맥 (우측은 D기맥 편을 참고)

22. 축농증

축농증은 콧속의 부비동에 염증이 생기는 질병으로 감기와는 차이가 있지만 병증에 쓰이는 기맥은 유사합니다.

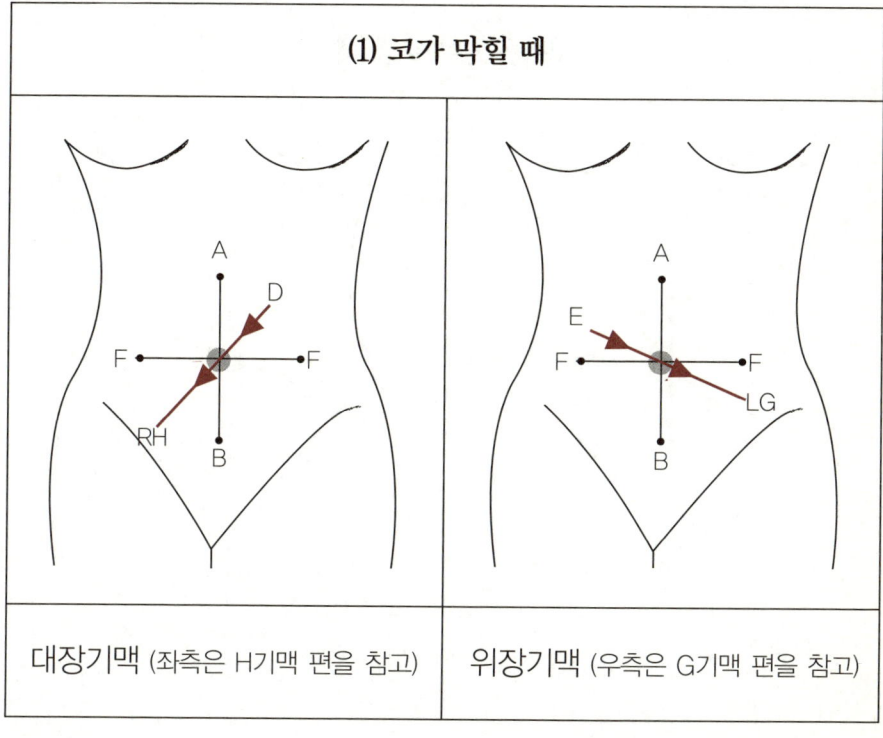

(1) 코가 막힐 때

대장기맥 (좌측은 H기맥 편을 참고) | 위장기맥 (우측은 G기맥 편을 참고)

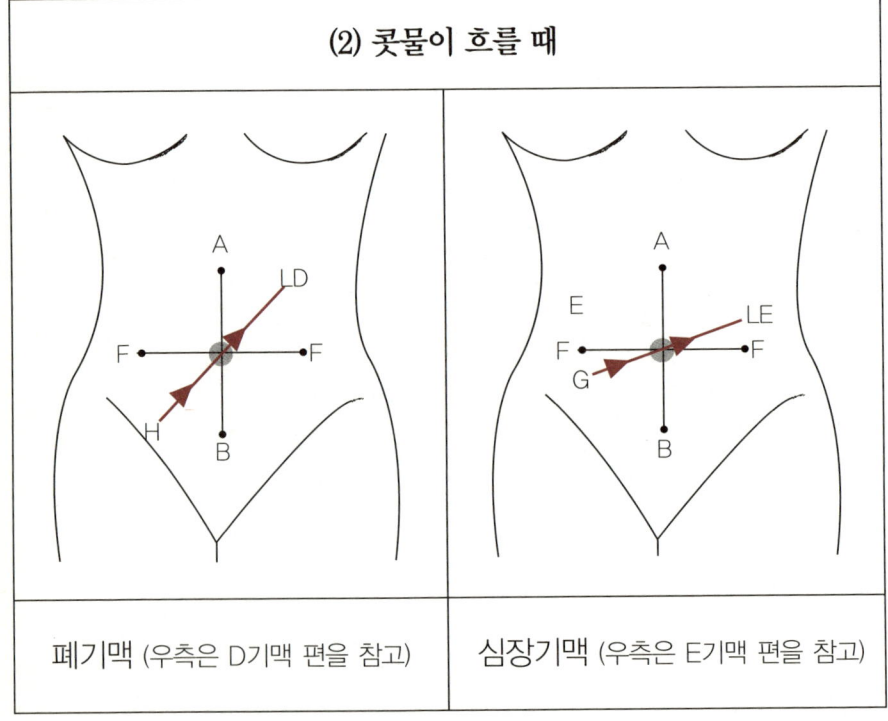

피부 질환

23. 무좀, 가려움증

피부에 가려움이 나타나는 증상은 대부분 간장의 이상입니다. 무좀의 경우도 간장기맥을 조절하면 급성의 경우 즉석에서 사라집니다.
두드러기의 경우에는 위장 혹은 소장입니다.

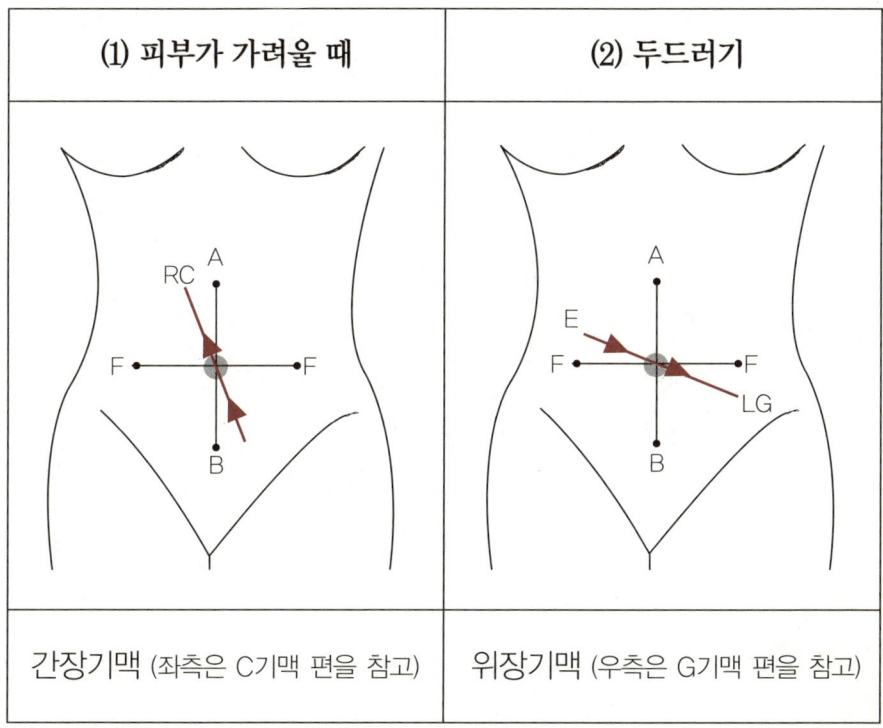

24. 대상포진과 아토피성 피부염

염증성 질환은 기본적으로 담과 방광기맥의 질병입니다. 아토피성 피부염의 경우도 방광이 효과적이지만 때로는 간장기맥에서 듣는 경우도 있으니 참고하기 바랍니다.
대상포진 같은 심한 염증성 질환 역시 기본은 방광이지만 잘 듣지 않을 경우에는 심장기맥을 다스려야 합니다.

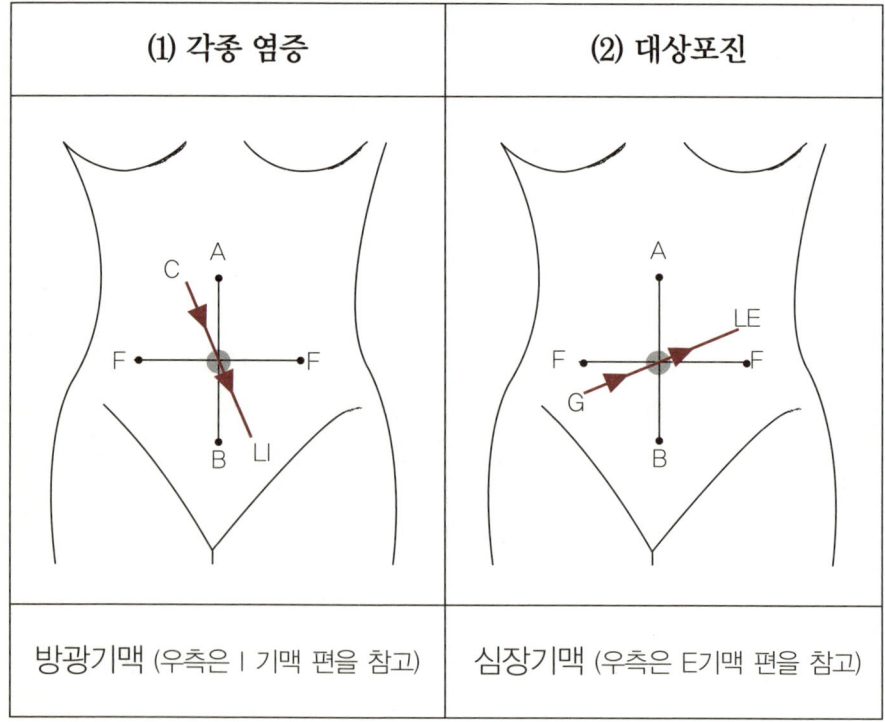

25. 티눈

티눈은 신장과 방광의 병증입니다.

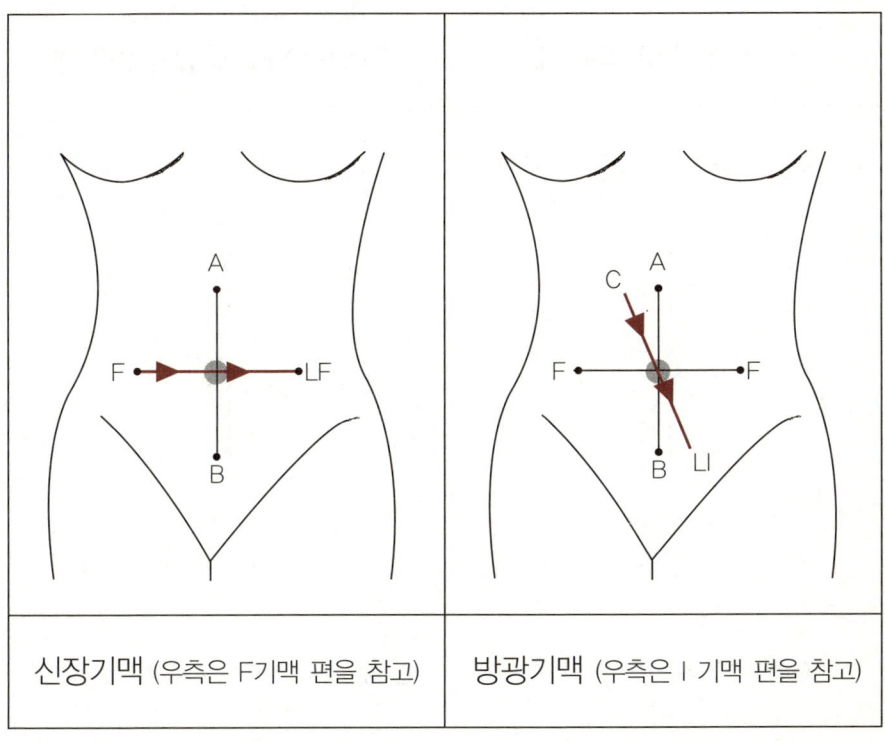

신장기맥 (우측은 F기맥 편을 참고)   방광기맥 (우측은 I 기맥 편을 참고)

26. 안과 질환

몸에 문제가 발생할 때 가장 먼저 반응하는 것이 눈입니다. 그런 만큼 눈과 관련되어 있는 기맥도 다양하지만 증상에 맞추어 기맥을 선택하면 어렵지 않게 증상을 치유할 수 있습니다.

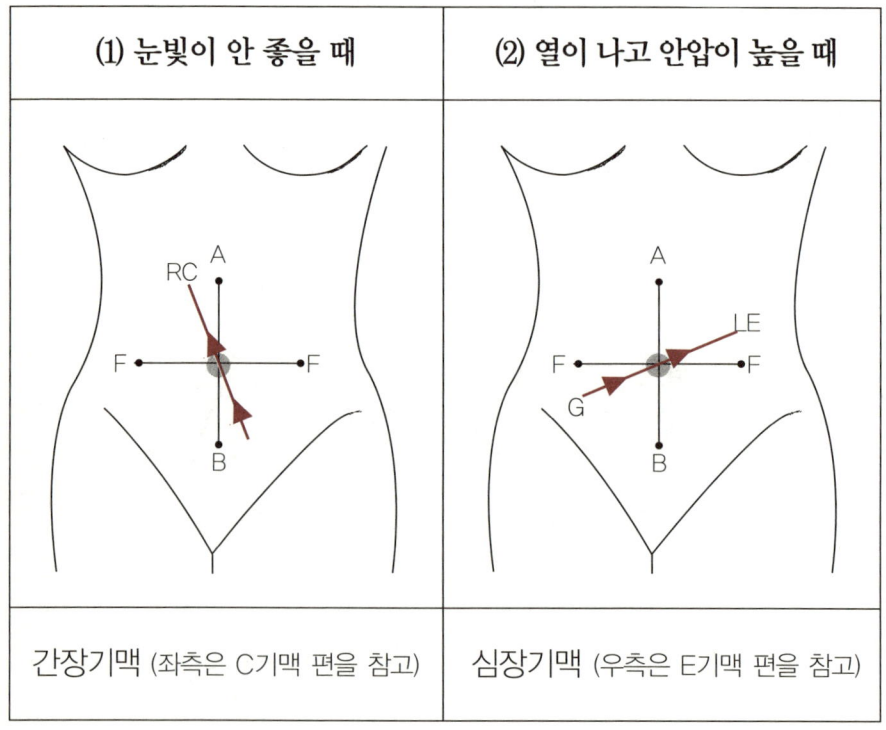

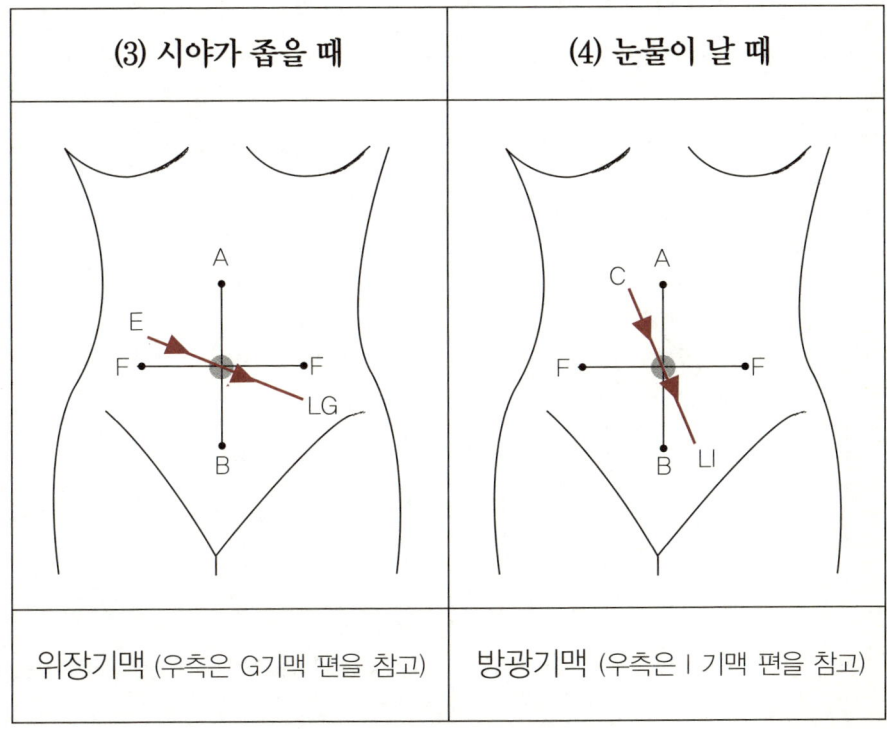

기타 질환

27. 틱장애

틱장애는 공연히 소리를 지르거나 어깨를 들썩이고 다리를 이상하게 떠는 등 본인의 의지와 관계없이 나타나는 여러 가지 증상들을 말합니다.

예전에는 단순히 나쁜 버릇으로만 알려졌지만 이와 같은 현상들은 소장과 신장의 부조화로 인해 나타납니다.

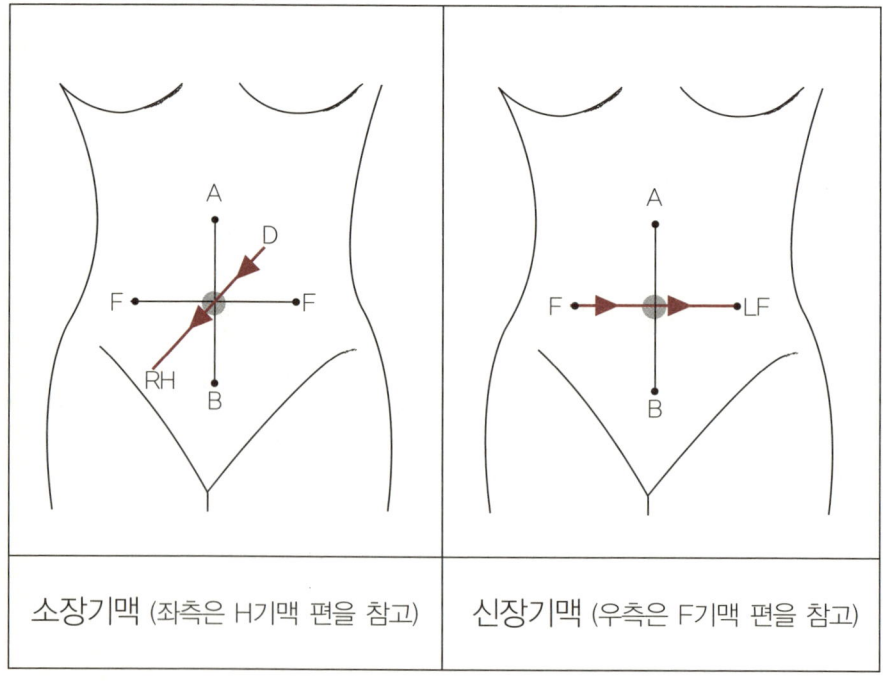

소장기맥 (좌측은 H기맥 편을 참고) | 신장기맥 (우측은 F기맥 편을 참고)

28. 치통, 치주염

치아는 인체의 장기와 밀접하게 연결되어 반응하기 때문에 치아의 위치에 따라 치유해야 할 기맥도 달라지게 됩니다. 어금니의 경우는 신장과 관계가 있고 앞니의 경우는 간장과 폐의 병증입니다.

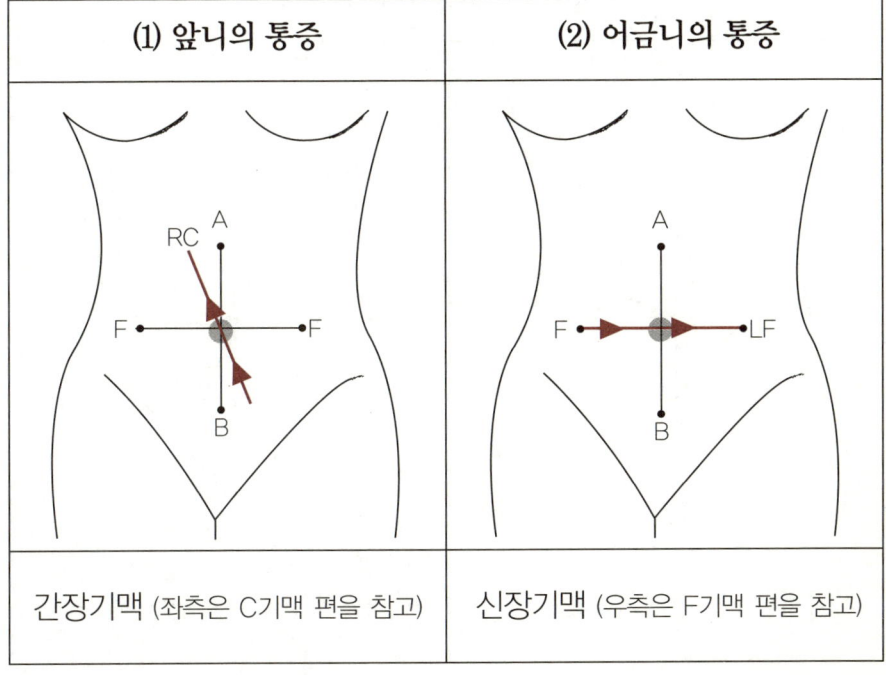

(1) 앞니의 통증 — 간장기맥 (좌측은 C기맥 편을 참고)

(2) 어금니의 통증 — 신장기맥 (우측은 F기맥 편을 참고)

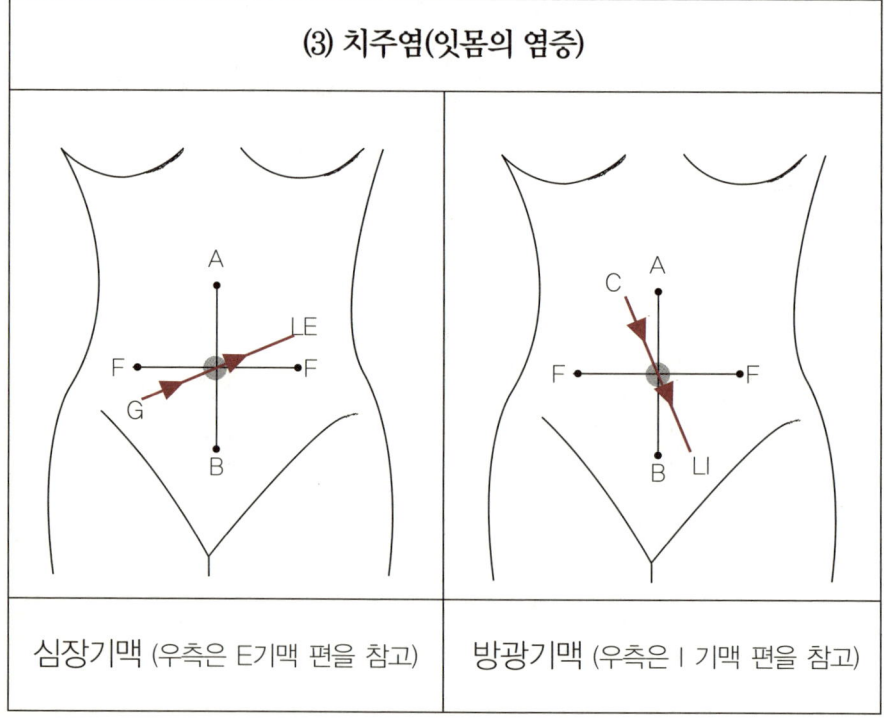

112 • 쉽고 편한 약돌파스요법

29. 근육병(근무력증)

근무력증은 근육에 힘이 빠지는 병으로 신장과 관계가 깊은 것으로 나타납니다. 증상에 따라 간장과 폐, 소장 등을 치유하면 좋은 효과로 이어지게 됩니다.

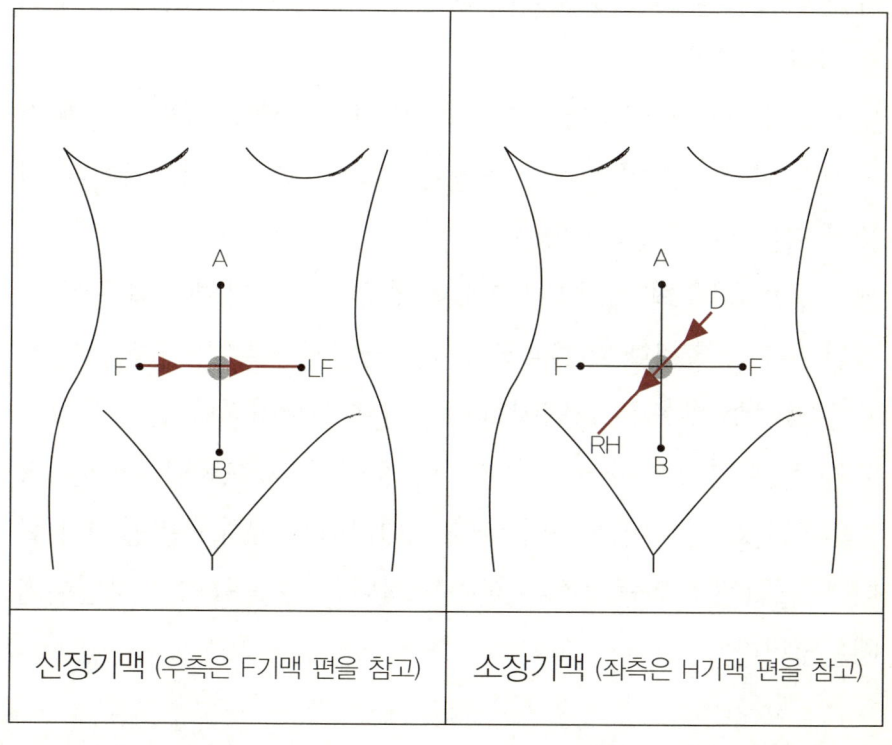

신장기맥 (우측은 F기맥 편을 참고)   소장기맥 (좌측은 H기맥 편을 참고)

병증의 변화와 약돌파스의 원리

1) 반대편 기맥과의 작용

아래의 그림은 좌측의 폐기맥과 우측의 소장기맥과의 연결 구조를 나타낸 것입니다.

16기맥의 특징은 이처럼 모든 기맥이 반대쪽에 위치한 기맥과 직접 연결되어 있으며 한쪽이 실증을 나타낼 때 반대쪽 기맥은 허증이 되는 특징을 갖고 있습니다.

예를 들어 좌측의 폐기맥 LD에서 실증이 나타나면 반대쪽에 연결된 우측 소장기맥 RH는 허증이 나타내게 되는데 이와 같은 작용은 열여섯 개 모든 기맥에서 동일하게 이루어집니다.

이와 같은 법칙에 따라 약돌파스를 붙여서 치유를 할 때에는 파스의 화살표 방향이 실증이 나타난 폐기맥을 향하도록 붙여야 합니다. 배꼽링과 약돌파스는 실증을 찾아 기운을 높이는 방법이기 때문입니다.

약돌이 든 파스를 폐기맥 LD 1차점에 붙이고 우측의 소장기맥 RH 2차점에 실콘이 든 파스를 붙이게 되면 파스의 화살표가 방향을 정해주고 약돌과 실콘의 에너지가 자석의 N극과 S극의 역할이 주어져서 기맥의 전류는 소장기맥 RH에서 폐기맥 LD로 흐르게 됩니다.

LD의 실증은 폐기맥의 전류와 기의 흐름이 약해져 발생한 병증이기 때문에 이와 같은 방법을 사용해서 기의 흐름을 강하게 바꿔주면 폐의 기능이 회복되면서 병증이 사라지는 것을 확인할 수 있습니다.

우리 몸의 생리는 전류에 의해서 조절되는 시스템을 갖고 있기 때문입니다.

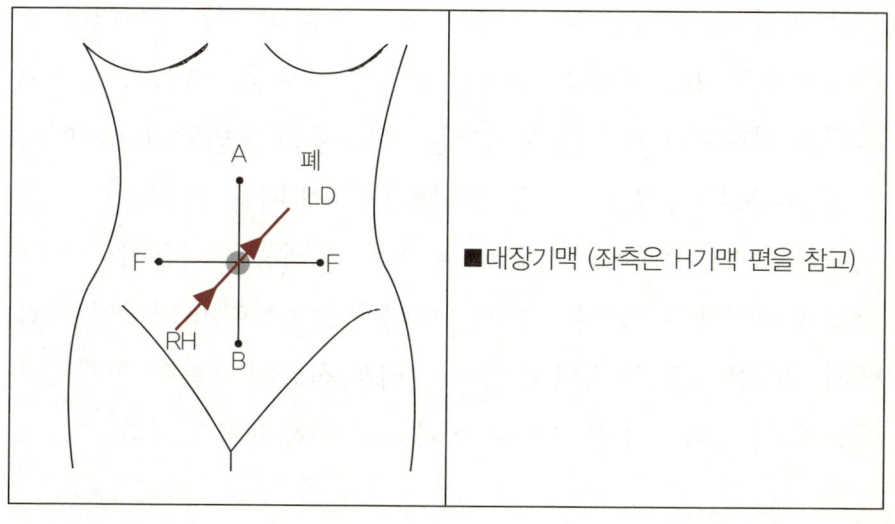

■대장기맥 (좌측은 H기맥 편을 참고)

2) 주의점

이처럼 파스요법은 실콘과 약돌의 밀고 당기는 성질을 이용해서 기맥의 흐름을 조절하는 치유법입니다. 그런데 주의할 것은 한쪽 기맥을 지나치게 오랜 동안 치유하면 안 된다는 것입니다.
한 기맥에 파스를 오랜 시간 붙여두게 되면 어느 순간 효과가 떨어지면서 해당 기맥과 연결된 반대쪽 기맥으로 병증이 옮겨가기 때문입니다. 예를 들어 위의 그림처럼 약돌파스를 좌측 폐기맥 방향으로 정한 뒤 오랜 시간 붙여두게 되면 체질이 바뀌면서 좌측 폐기맥 반대쪽에 연결되어 있는 우측 소장기맥에서 병증이 나타날 수 있습니다.
물론 이와 같은 현상은 일시적인 것이므로 파스를 떼어내면 곧 사라지게 됩니다. 증상이 사라지지 않을 경우에는 A기맥 혹은 B기맥을 선택하여 파스를 붙여두는 것도 좋은 방법인데 A기맥과 B기맥은 모든 증상을 아우르는 역할을 하기 때문입니다.
허증과 실증은 한방에서 사용되는 용어로 허증은 기운이 부족한 상태를 나타내고 실증은 넘치는 상태를 표현하지만 과학적 관점에서 실증은 기맥과 경락의 혈이 막혀서 전류의 흐름이 정체되고 이로 인해 에너지가 뭉쳐 있는 상태라고 이해하면 됩니다.

3) 병증 기맥의 이동

배꼽링이나 약돌파스를 사용할 때 나타날 수 있는 또 한 가지 변화는 체질이 변화했을 때 나타나는 실증의 변화입니다.

앞에서 예를 든 것처럼 좌측의 폐기맥 LD에 파스를 고정시켜놓고 오랜 시간 붙여두게 되면 폐 LD는 허증이 되고 RH 소장기맥이 실증으로 바뀌게 되는데, 이때 나타나는 또 한 가지 변화는 LD 위쪽에 있는 간기맥과 아래쪽에 위치한 심장기맥에서도 RH와 같은 실증반응이 발생한다는 것입니다.

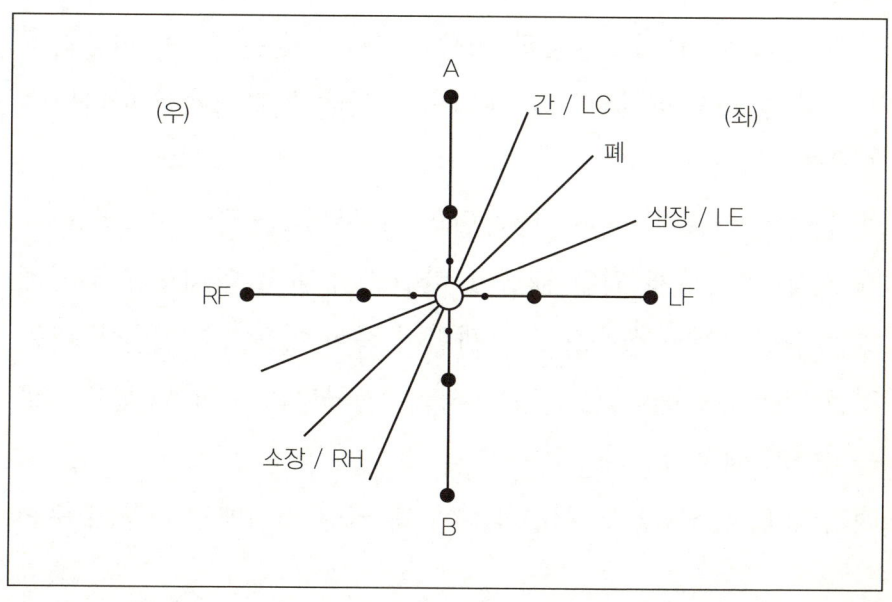

이와 같은 현상은 기맥과 경락을 이용하는 모든 요법에서 발생하게 되지만 다른 요법에서는 기맥과 경락의 위치가 각각 다르기 때문에 변화를 감지하기가 어렵습니다.

그렇지만 16기맥은 배꼽을 중심으로 기맥들이 모두 일정한 각도로 배열되어 있고 반대쪽에 위치한 기맥과 서로 연결되어 작용하기 때문에 각각의 기맥에서 일어나는 실증의 변화를 쉽게 감지하여 대처할 수가 있습니다.

진단법 편에서 소개하는 간방체질은 이와 같은 기맥의 변화와 법칙을 정리한 것으로 한방의학은 물론 대체의학에 관심이 많은 사람들에게 큰 도움이 될 것입니다.

기맥 간에 나타나는 실증과 병증의 이동현상은 위쪽, 아래쪽을 가리지 않고 나타나지만 대체적으로 아래쪽 기맥에서 나타나는 경우가 많습니다.

예를 들어서 감기가 들어 배꼽링의 개구부를 좌측의 폐기맥을 향해 오래 붙여두게 되면 체질이 바뀌면서 바로 아래쪽에 위치해 있는 심장기맥이 실증으로 바뀌면서 목이 아프거나 콧물이 나는 것을 경험하게 됩니다. 한방의 생리는 '균형의 조화'의 법칙으로 움직이기 때문입니다.

폐기맥에 파스를 오랜 시간 붙여두게 되면 폐기맥의 기운이 주변의 기맥보다 커지면서 상대적으로 약해진 위쪽이나 아래쪽 기맥에서 병증이 나타나게 되는 것입니다.

이때에는 약돌파스를 떼어낸 다음 증상에 맞추어 위쪽 간장기맥이나 아래쪽 심장기맥으로 옮겨 붙이게 되면 다시 증상이 사라지면서 병이 치유되게 됩니다.

본서와 한방의 전문용어

(1) 압통점

건강한 몸은 어디를 눌러도 아픈 곳이 없어야 합니다. 그렇지만 몸에 병이 들면 병이 든 장기와 관계가 깊은 혈자리들에서 반응이 나타나게 되며 누르면 아프고 참기 어려운 통증이 발생하게 됩니다.

손으로 적당히 힘을 주어 눌렀을 때 통증이 나타나는 것을 압통이라 하고 압통이 나타난 혈자리를 압통점 혹은 아시혈이라고 합니다.

(2) 복진법

배에 있는 경락의 복모혈을 눌러서 통증이 나타나는 곳을 찾고 그 위치에 따라 병이 든 장기를 판단하는 진단법을 복진법이라고 합니다.
배꼽링요법에서는 기존의 복진법을 발전시켜 16기맥의 혈자리에서 나타나는 압통반응만을 확인하여 기맥과 장기의 병증을 판단합니다.
16기맥에는 1차진단점과 2차진단점 그리고 3차진단점이 있습니다.

(3) 음과 양

음과 양은 간단히 말해서 자석의 N극과 S극, 그리고 전기의 플러스와 마이너스처럼 서로 상반되는 성질을 통털어서 지칭하는 용어라고 이해하면 됩니다.
음의 성질과 양의 성질은 고정된 것이 아니라 주어진 조건에 따라 달라집니다.
볼타전지처럼 은과 놋쇠를 물에 넣고 전압을 측정하게 되면 은에서는 플러스 전기가 발생하고 놋쇠에서는 마이너스 전기가 발생한다는 것을 확인할 수 있습니다.
그렇지만 재료를 바꾸어 놋쇠와 철을 물에 넣은 뒤 전압을 측정하면 마이너스 극성을 띠던 놋쇠에서 플러스 전기가 발생하고 철에서는 마이너스 전기가 발생하게 됩니다.
이 실험을 통해 전기 역시 조건에 따라 음과 양이 바뀐다는 것을 알 수 있는데 한방에서 말하는 음과 양의 특성이 전기의 플라스, 마이너스와 동일한 개념이라는 것을 짐작할 수 있습니다.

(4) 허증과 실증

한방에서 실이란 개념은 충실하다는 의미보다는 지나치게 넘쳐서 문제가 된 상태라고 이해하여야 합니다. 허라는 것은 반대로 기운이 부족해서 모자라는 상태를 말합니다.
이와 같은 상태를 허 또는 실이라고 하며 실증 혹은 허증이라고 표현합니다.

(5) 보사법

병의 기운이 넘쳐서 실증이 발생했을 때 넘치는 기운을 낮추어서 병을 치료하는 방법을 사법이라고 합니다.
이와는 달리 모자라는 것을 보충하고 높여서 병을 치유하는 방법을 보법이라고 하며 보사법이란 이 둘을 합쳐서 부르는 말입니다.

(6) 오행

오행설은 자연계에 존재하는 기본적인 사물 木, 火, 土, 金, 水의 다섯 가지 성질을 파악하여 우주의 법칙을 짐작하는 것입니다. 우리말로는 나무와 불, 흙, 금속, 물 등이며 이들의 성질에 따라 서로 돕거나 해치는 반응이 일어난다고 합니다.

한방의학에서는 오장육부의 장기를 음양의 성질을 가진 두 가지 그룹으로 나눈 다음 오행에 배속하고 장기와 장기 간에 나타나는 상생과 상극의 작용을 파악해서 병이 옮아가는 이치를 설명하고 있습니다.

(7) 상생과 상극

인체 내에 있는 장기는 서로 연결되어 작용하는 성질이 있기 때문에 전기의 플러스와 마이너스처럼 음과 양으로 나뉘어 잘 맞는 기운의 장기와 맞지 않는 장기가 있게 됩니다.

상생과 상극은 오행의 성질에 따라 장기들이 서로 돕거나 해가 되는 관계를 설명한 것인데 한방이나 역학에서 말하는 상생이란 서로 도와서 좋은 결실을 맺는 관계이며 상극이란 서로 맞지 않아 해가 되는 관계를 말합니다.

(8) 사기

사기의 사는 잘못 들으면 죽음을 의미하는 단어로 이해되어 불쾌감을 줄 수 있으므로 환자들에게 전달할 때에는 각별히 유의해야 합니다. 사기의 '사' 자는 열병 '邪' 자로 죽을 '死' 자와는 상관없으며 단순히 병의 기운을 의미합니다.

(9) 기맥과 경락

기맥이란 각 장기의 기운이 몸을 따라 흘러가는 혈관과 같은 곳이며 에너지의 통로입니다. 눈에는 보이지 않고 기능과 현상만 확인할 수 있습니다. 경락은 한방 침구학에서 사용하는 용어로 기맥과 같은 역할을 하는 곳입니다.

(10) 경혈

경락을 자동차가 다니는 도로에 비교한다면 경혈은 중간 중간에 위치한 정거장이라고 할 수 있습니다. 경혈의 혈은 혈액을 의미하는 혈이 아니라 구멍이라는 뜻의 혈이며 나쁜 기운은 밖으로 배출하고 좋은 기운은 받아들여서 흡수하는 기능을 갖고 있습니다.
뜸이나 약돌 등의 재료를 혈자리에 붙여서 질병을 치유하는 모든 요법은 이와 같은 혈의 특성을 이용한 것으로 혈자리는 경락의 기운이 모이거나 나눠지는 곳으로도 이해할 수 있습니다.

(11) 16기맥

16기맥은 배아기 때 탯줄을 통해 배꼽 주위에 생성된 에너지의 통로이며 인체의 전기생리 중 뇌 다음으로 큰 축을 이루는 기가 흘러가는 곳입니다.
경락과 연결되어 작용하지만 위치나 다루는 방법이 기존의 경락과 다르고 효과가 뛰어나며 열여섯 개의 기맥을 갖고 있기 때문에 16기맥이라고 이름 붙여졌습니다.

(12) 명현반응

명현반응, 혹은 명현현상이라고 하는 특이한 반응은 시술을 받고 난 뒤 오히려 환부의 통증이 더욱 심해지거나 혹은 다른 곳에서 이상이 나타나는 반응들을 통틀어서 지칭하는 말입니다.
모든 사람에게서 발견되는 현상은 아니지만 드물지 않게 볼 수 있는 현상이며 상태가 나빠지는 부작용과는 달리 괴로움을 겪고 나면 질병이 호전되거나 낫게 되는 현상을 경험할 수 있습니다.

(13) 전이현상

전이현상은 어떤 증상이 다른 사람에게로 옮아가서 유사한 형태의 증상으로 나타나는 현상을 말합니다.
치료사들에게 많이 나타나는 현상으로 환자의 통증이 치료사에게 전달되어 함께 고통을 겪게 되는데 이와 같은 증상을 이용하여 환자의 상태를 진단하고 치료에 이용하게 됩니다.
전이현상을 이용한 진단은 치료사가 환자의 몸 상태를 직접 경험하고 느끼는 것이기 때문에 정확도가 높다는 장점이 있습니다.
하지만 증상이 나타나는 크기에 비례하여 치료사의 몸이 타격을 입는 경우가 많기 때문에 각별한 주의가 필요합니다

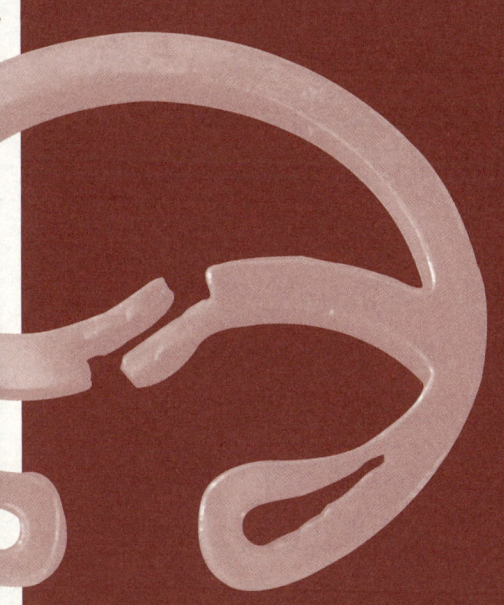

제4부
진 단 법

복진법

인체에 병이 들면 배꼽을 중심으로 그 주변에 긴장대가 형성되고 점차 굳어져가면서 배가 딱딱해지게 되는데 한방에서는 이를 적이라고 부릅니다.
한 번 생긴 적은 쉽게 풀어지지 않고 잘 낫지 않는다고 알려져 있지만 배꼽링을 사용했을 때에는 즉각적인 반응을 보이며 적이 사라지는 것을 많이 보아왔습니다.
복진법은 이처럼 압통반응이 잘 나타나는 특정 지점을 선정한 뒤에 손가락으로 하나씩 눌러가며 어느 기맥, 어느 장기에 문제가 있는지를 알아보는 진단법입니다. 도구가 필요 없고 특별한 기술을 요하지 않기 때문에 누구나 쉽게 배워서 간단하게 사용할 수 있는 장점이 있습니다. 단지 손으로 차분하게 진단점을 눌러가며 환자의 반응을 살피고 의심이 가는 부위나 긴장되어 굳어진 곳을 찾아내기만 하면 됩니다.
압통반응은 손으로 힘을 주어 눌렀을 때 나타나는 근육의 반응을 말하는데 병증을 판단할 때에 기준이 되는 것은 통증반응이 가장 심하게 나타나는 곳입니다.

압통반응은 한 곳에서 나타날 때도 있지만 두세 개의 기맥에서 동시에 나타나는 경우도 많은데 통증이 가장 심하게 나타나는 부위와 두 번째 부위를 기억한 뒤에 환자의 증상을 참고해가면서 치유할 기맥을 정하면 됩니다.

복진을 할 때에는 환자의 반응을 살펴보는 것이 무엇보다 중요합니다. 의심이 가는 부위나 긴장되어 굳어진 곳을 탐측할 때에는 한 번에 힘을 주어 세게 누르지 말고 1차로 가볍게 눌러서 환자의 반응을 살펴본 다음 강도를 높여서 한 번 더 눌러보는 방식으로 문제가 있는 곳을 파악해 나가야 합니다.

처음부터 너무 세게 누를 경우 환자에 따라서는 극심한 통증으로 고통을 느낄 수 있기 때문입니다. 어려운 일은 아니며 환자의 고통을 헤아리는 자상한 마음과 진정성만 있으면 충분한 일입니다.

16기맥 안에 있는 진단점은 1차진단점과 2차진단점 그리고 3차진단점의 3종류로 나뉩니다.

복진을 할 때에는 이와 같은 세 종류의 진단점 중에서 주로 1차진단점과 3차진단점의 압통반응을 이용해서 기맥의 실증을 판단하게 됩니다.

그 중간에 있는 2차진단점의 반응은 해당기맥의 허증을 나타내며, 2차진단점에서 반응이 나타날 경우에는 해당기맥이 아닌 반대쪽으로 연결된 기맥을 치유해야 하는데 배꼽링요법은 주로 실증반응 위주의 치유법이기 때문입니다.

인체의 병증반응은 고정된 것이 아니라 상황에 따라 기맥의 허와 실이 서로 바뀌며 나타나는 특징을 보이므로 다음에 설명하는 진단법의 내용을 잘 숙지해서 활용하기 바랍니다.

복진을 하는 방법

① 먼저 시계와 팔찌, 휴대폰 등 인체에 영향을 미칠 수 있는 금속이나 전기제품, 그리고 자석이나 옥 등의 제품을 몸에서 떼어낸 다음 천정을 보고 반듯이 눕는다.
② 마음을 편안히 가져서 긴장을 푼 다음 배에 힘을 빼게 한다. 배에 힘을 주면 근육이 긴장되어 반응이 약해지기 때문이다.
③ 배꼽을 중심으로 원을 그리며 눌러서 압통을 확인해 나간다. 우선 배꼽 옆의 1차진단점(배꼽옆 2Cm 안쪽)을 골 고루 눌러본다.
④ 그런 다음 이번에는 갈비뼈와 치골 쪽에 인접한 3차진단점(갈비뼈 또는 치골) 쪽에서 배꼽 쪽으로 약 5Cm 안쪽을 손으로 눌러서 압통점을 확인한다.
⑤ 압통반응(눌렀을 때 발생한 통증반응)이 확인되면 기맥의 위치를 확인하고 혈자리에 따라 실증과 병이 든 기맥을 가려낸다.
⑥ 1차진단점과 3차진단점에서 압통반응이 잘 나타나지 않으면 2차진단점(배꼽 바깥쪽에서 약 5~7Cm 지점)을 같은 방법으로 눌러본 뒤에 반대쪽 기맥을 다스린다.

※ 혈의 위치는 사람의 체격에 따라 차이가 있으며 위에서 정한 혈의 위치는 보통 체격의 남성을 기준으로 한 것임.

맥진법의 특징

맥진법은 한방에서 사용하고 있는 진단법으로 손목이나 목 부위에 손가락을 대고 맥박의 크기와 성질 등을 감지하여 질병을 판단하는 방법입니다.
하지만 맥박은 환경과 감정의 변화에 따라 변화하는 특성을 갖고 있으며 지나칠 만큼 주관적이라 객관성이 부족하고 신뢰를 갖기 어렵다는 단점이 있습니다.
복진법 또한 환자와 시술자가 함께 느껴가며 판단할 수 있는 장점은 있지만 통증반응이 하루나 이틀 정도 늦게 나타나는 경우도 있고 반응이 잘 나타나지 않을 때도 있어서 판단이 어렵고 오진을 할 수 있다는 단점이 있습니다.
미세전류파동기를 개발하게 된 계기도 맥진이나 복진법이 갖는 한계를 극복하여 진단의 정확성을 높이기 위함이었습니다.
몸에 질병이 발생하면 기맥을 따라 흐르는 전류의 흐름에 변화가 일어나게 되는데, 피부저항측정기는 이와 같은 전기적 변화를 감지해서 문제가 있는 지점이나 기맥의 흐름을 판단하는 방법으로 맥진법과 복진법을 대체할 수 있는 가장 효율적인 방법입니다.

간방체질

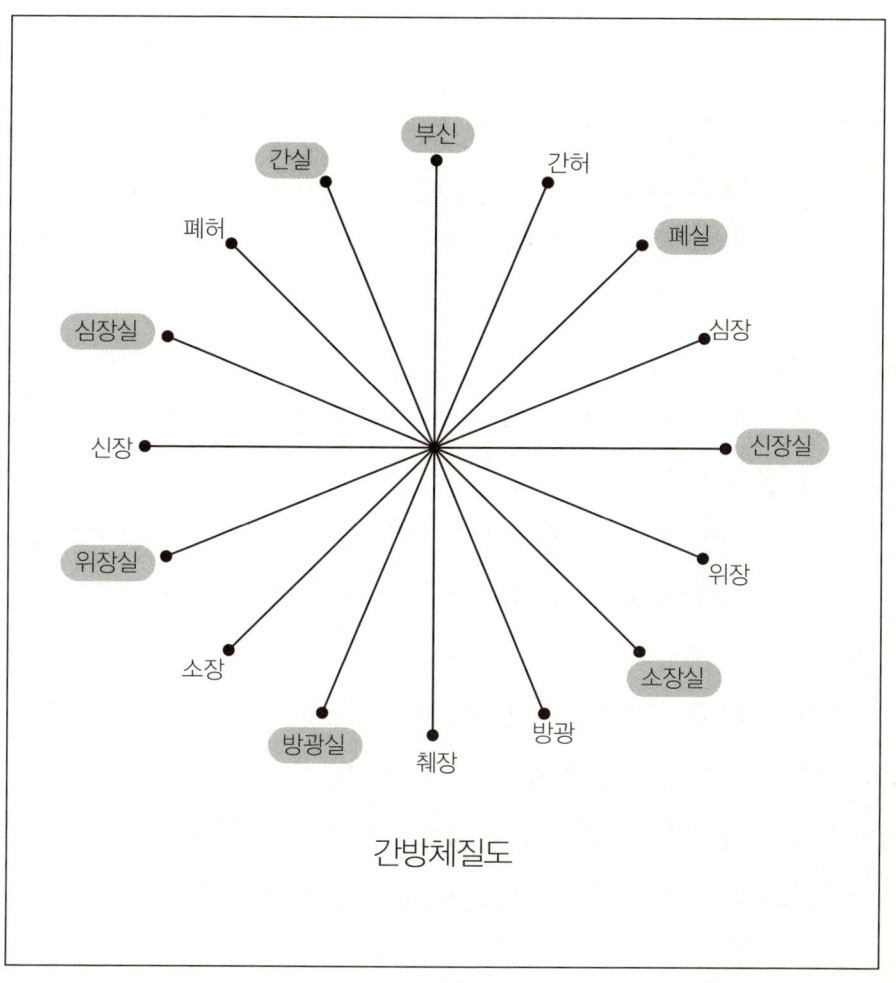

간방체질도

간방체질의 구성

인체는 항상성을 유지하기 위한 방편으로 두 가지 특수한 구조를 갖게 되는데 몸의 균형이 깨어졌을 때 상대적으로 기운이 강한 쪽에서 기운이 부족한 쪽 방향으로 에너지를 집중시키는 것입니다.

예를 들어 우측 신장에 문제가 생겨 기운이 약해지게 되면 상대적으로 강한 좌측 신장 쪽의 기운을 우측 신장으로 보내어 자가치유를 돕는 방식입니다.

문제가 발생한 쪽으로 에너지를 집중시켜서 문제를 해결하게 되는데 이때 에너지를 주는 쪽은 허증이 되고 받아들이는 쪽은 실증이 됩니다.

실증은 피부와 근육의 특정 부위에 문제가 발생했을 때 전류가 집중되면서 발생하는 병적인 현상입니다.

우리 몸은 임맥과 독맥을 중심축으로 하여 좌측과 우측에 동일한 기맥과 경락이 하나씩 존재하는 특수한 구조를 갖고 있습니다.

심장을 예로 들었을 때 심장은 하나이지만 기맥과 경락은 왼쪽과 오른쪽에 각기 하나씩 두 개가 존재하는 것입니다.

이처럼 인체의 모든 장기와 경락이 같은 원리로 두 개씩 존재하고 있는데 인체의 항상성을 유지하기 위한 합리적 구조인 셈입니다. 간방체질은 이와 같은 기맥의 허실 작용과 법칙을 밝힌 것으로 A기맥을 중심축으로 하는 우측간방체질과 B기맥을 중심축으로 움직이는 좌측간방체질이 있습니다.

아래의 그림은 기맥 간에서 발생하는 전류의 순방향을 나타냅니다. 물론 상황에 따라 구조에 변화가 일면서 복합체질이 만들어지지만 보통의 경우에는 이와 같은 구조를 유지하게 됩니다.

아래의 도표는 위의 그림에서 설명한 장기의 조합을 다시 기맥으로 바꾸어 정리한 것입니다.

장기	간	심장	위장	방광	폐	신장	소장
A ↕ B	RC ↕ LC	RE ↕ LE	RG ↕ LG	RI ↕ LI	LD ↕ RD	LF ↕ RF	LH ↕ RH

※ 우측간방체질 : A기맥과 RC, RE, RG, RI 그리고 좌측의 LH와 LF, LD
※ 좌측간방체질 : B기맥과 LC, LE, LG, LI 그리고 우측의 RH와 RF, RD

간방체질과 피부저항측정기

미세전류파동기는 피부저항 측정을 통해 문제의 지점을 찾아낸 다음 파동을 이용해 자극을 주는 방식이기 때문에 간방체질의 순방향과 일치하지 않을 때가 종종 있습니다.
그러므로 배꼽링을 사용할 때 측정 결과가 'A 와 RD' 처럼 간방체질에 맞지 않게 표시되어 나타날 경우가 종종 있습니다.
이처럼 측정 결과가 위의 경우처럼 간발체질과 다를 때에는 먼저 배꼽링의 개구부를 A기맥을 향하여 3~4시간 붙여둡니다. 그러면 어느 순간 체질이 바뀌면서 B기맥으로 돌아오게 되는데 이어서 배꼽링의 개구부를 B기맥으로 옮긴 다음 30분 이상 두었다가 다시 RD기맥으로 옮겨 붙이면 됩니다.
배꼽링이나 약돌파스의 경우 반드시 간방체질에 맞추어서 사용해야 되는 것은 아닙니다. 치유의 효율성을 높일 수 있는 효과적인 방법이지만 초보자의 경우 다소 어렵게 느껴질 수도 있으므로 충분한 경험을 쌓은 다음 사용하기 바랍니다.

관상과 진단

"멀쩡한 코를 이렇게 크게 만들어 놨으니 소송을 해야 되겠소."
배꼽링을 붙이고 났더니 코가 너무 커졌다며 40대 남성이 시비를 걸 듯 농담을 붙여옵니다.
잡지사 기자를 하다가 프리랜서로 일한다는 이분은 어깨의 통증 때문에 학회를 찾았다가 생각지도 않게 콧대가 커지는 현상을 겪게 되었는데 50%는 확장되었다며 만족해합니다.
관상학에서 코는 남성의 기운을 상징하고 재물을 담아두는 창고로 여겨지기 때문에 코가 낮은 남성은 여성 못지않게 스트레스를 받는 것을 보게 됩니다. 몸이 약해지고 기운이 떨어지면 자신도 모르게 콧대가 가라앉고 콧방울이 작아지는 현상이 나타나게 됩니다.
"40대가 넘은 남자는 자신의 얼굴에 책임을 져야한다."는 링컨 대통령의 말처럼 좋고 나쁜 일들을 겪으며 지내온 사람의 얼굴에는 살아온 세월만큼이나 많은 흔적들이 얼굴 곳곳에 남아 있습니다.

관상은 이와는 반대로 현재의 얼굴 생김새를 통해 앞으로 겪어야 할 미래를 짐작해보는 방법인데 관상에 대한 지식이 늘 때마다 "얼굴의 생김새는 건강과 밀접한 관계가 있다."는 생각을 갖게 됩니다. 몸과 마음이 건강한 사람은 운도 좋고 복이 많아서 잘 살게 된다는 것을 깨달은 것입니다.

미인의 기준도 시대마다 달라서 여성의 경우 과거에는 "얼굴이 살이 쪄서 복스러워야 부잣집 맏며느리로 잘 산다."고 했지만 그것은 먹을 것이 부족하여 영양이 안 좋을 때의 기준이고, 먹을 것이 넘쳐서 병이 되고 있는 현재는 식욕을 다스려 날씬한 몸매를 갖고 있는 여성을 미인의 표준으로 여기게 되었습니다.

예전에 TV에서 관상가 한 분이 방송에 출연한 여변호사에게 말하기를, "옛날 같으면 변호사님처럼 코가 높으면 팔자가 세다."고 했다며 웃는 것을 보았는데, 여성의 기가 세면 남편을 누르려 하기 때문에 남편에게 사랑 받기가 힘들다는 뜻이었습니다.

그러나 요즘은 콧대가 높은 여성이 세련되고 아름다워 보이는 세상이어서 과거의 기준으로 관상을 보면 어긋나기 마련입니다.

결국 시대에 따라 관상도 얼마큼은 달라져야 할 것인데 관상가의 평가가 잘 들어맞지 않는 것도 예전의 기준을 그대로 적용하기 때문인 것 같습니다.

시 진 법

인체의 형상과 증상에 따른 분류

1. 몸이 마른 사람
▶ 체격은 커도 몸이 마르거나 여윈 사람들은 신장과 간장, 위장 기능에 문제를 갖고 있으며 더위에 강하고 추위에 약한 특징을 갖고 있다.
성격은 까다롭고 신경질적이며 고집이 세고 자기 주장이 강한 편이다.

2. 뚱뚱한 사람
▶ 체격이 좋고 살이 찐 사람들은 칼로리가 높은 음식을 선호하는 경향이 강하다. 따라서 생활에 균형이 깨질 경우 비만이 되기 쉬우며 심장에 부담이 주어져서 췌장을 비롯해 간장과 위장에 증상이 나타난다.

3. 성격

▶ 잘 웃고 성격이 좋은 사람은 심장과 방광의 기능이 약하며 화를 잘 내고 신경질적인 사람은 간장과 위장, 신장에 문제가 있다.

▶ 따지기를 좋아하고 고집이 센 사람은 대부분 신장과 간이 좋지 않으며 피부가 거칠고 어두운 편이다.

▶ 늘 얼굴을 찡그리는 사람은 위장이 약하며 입에서 악취가 날 때에는 십이지장에 염증이 있다.

▶ 목소리가 쉬거나 남자이면서 여자의 음성을 가진 사람들은 부신과 폐 그리고 신장이 약하며 피부가 곱고 여린 것은 부신과 심장의 병증이다.

▶ 말이 많고 목소리가 갈라지는 증상은 부신과 간의 병증 때문이며 말 수가 적고 저음인 사람은 심장과 방광의 기운이 약한 사람이다.

▶ 치아가 가지런하고 예쁜 사람은 건강하지만 치열이 불규칙하고 색이 탁한 사람은 잔병치레를 많이 한다.

▶ 맨 앞의 치아는 임맥과 독맥의 영향을 받으며 그 옆의 치아는 간장과 폐의 영향을 그리고 어금니는 신장과 관계가 있다.

▶ 정력이 세고 색을 밝히는 사람은 심장에 열증이 있으며 정력

이 약하고 다리에 힘이 약한 사람은 췌장과 방광이 약하다.

4. 얼굴의 생김새

▶ 이마가 어둡고 탁한 사람은 간장과 신장이 약하며 눈과 눈 사이가 너무 멀면 심장이 약하고 좁은 경우에는 간이 약하다.
▶ 눈 안쪽이 심하게 가려운 것은 심장과 비장이 약한 것이며 흰자위에 나타나는 충혈은 간장의 열증이다.
▶ 눈동자 바깥쪽의 압통은 위장 혹은 신장의 이상에서 온다.
▶ 공연히 눈물이 나오고 눈곱이 끼는 것은 방광과 심장의 병증이며 시력이 나쁜 것은 방광 혹은 위장이 약하기 때문이다.
▶ 시야가 좁아지는 증상은 위장의 기운이 약할 때 발생하며 눈빛이 약한 것은 심장이 약한 것이고 정신이 없어 보이는 흐린 눈은 간장의 기운이 약한 탓이다.
▶ 눈 밑과 눈꺼풀이 청색을 띨 때는 심장이나 신장이 약한 것이며 눈물주머니가 늘어지는 것은 위장의 병증을 의심해야 한다.
▶ 눈 옆의 주름은 간장이 약할 때 나타나는 증상이다.
▶ 콧물이 흐르는 것은 폐와 심장의 병증이며 콧속이 건조한 것은 폐의 이상이다. 그러나 코가 막히는 것은 소장 혹은 위장기

맥의 이상으로 온다.
- ▶ 얼굴 중앙에 우뚝 솟은 콧대는 부신 혹은 췌장의 기운이며 콧방울은 신장과 방광의 기운을 나타낸다. 따라서 원기가 부족하면 코에 빛이 탁하고 콧대가 낮아진다. 반면에 기운이 좋고 건강한 사람의 코는 빛이 나고 우람한 모양을 하게 된다.
- ▶ 귀는 신장의 기운을 나타낸다. 귓바퀴 윗부분은 부신의 기운을 나타내고 귓바퀴 아래쪽의 귓불은 정력과 더불어 방광의 기운을 담고 있다.
- ▶ 피부가 하얗게 변색되는 백반증은 부신과 췌장이 약한 것이며 다음으로는 심장과 신장의 이상이다.
- ▶ 입이 한쪽으로 기운 사람은 위(胃)에 문제가 있고 부신이 약한 사람이다. 입술은 핑크색이 가장 좋으며 너무 붉으면 간장과 폐에 열이 있다.
- ▶ 입술이 갈라져 피가 나는 것은 간장 혹은 위장의 병증이며 입술이 하얗게 마르는 것은 폐에 열이 있는 것이다.
- ▶ 잇몸이 붓거나 입이 쓴 것은 간장과 심장의 실증일 때 많이 발생하며 혀가 텁텁하고 오그라지는 증상은 간장의 병증이다.

5. 목과 복부, 팔과 다리

▶ 감기는 주로 독맥과 신장, 폐의 기운이 약해질 때 발생하지만 우측에 있는 간장기맥의 반응과 함께 나타나는 경우도 많다.
▶ 기침이 나거나 콧물이 흐를 때는 폐 혹은 심장의 병증이며 코가 막히고 목이 아플 때는 소장과 대장의 이상이다.
▶ 목이 쉬거나 목소리가 탁할 때 그리고 목이 아플 때에는 폐와 신장의 병증이다.
▶ 목 밑의 갑상선은 주로 췌장의 병증으로 나타난다.
▶ 목 디스크는 대개가 신장과 방광의 질병이지만 단순히 고개를 돌리기 어려운 경우는 간장과 폐의 작용인 경우가 많다.
▶ 어깨의 통증은 주로 폐와 심장이 약하여 발생하지만 잘 낫지 않는 어깨의 통증은 신장과 소장기맥의 병증이다.
▶ 손과 발이 차고 시린 증상은 주로 독맥과 소장의 반응으로 나타난다.
▶ 손목의 통증은 소장과 대장기맥의 병증이며 다음으로는 폐기맥의 이상이다.
▶ 손톱이 청색으로 변하거나 누른빛을 띠는 것은 심장과 폐 또는 신장의 병증이다.
▶ 가슴이 좁고 마른 사람은 간장과 신장, 방광의 병증이다.

▶ 등 쪽으로 양쪽 견갑골 사이가 부어서 거북이 등처럼 올라오는 증상은 간장과 심장에 의한 것이며 등허리 밑이 부어 있는 것은 신장이 약한 것이다.

▶ 척추가 좌, 우로 휘어지는 척추측만증은 신장 혹은 위장의 이상이다.

▶ 배가 나와 살이 찌는 것은 췌장과 신장의 문제이지만 식욕이 지나치게 늘고 입맛이 당기는 것은 간장과 심장의 병증 때문이다.

▶ 옆구리 살이 많고 뱃살이 늘어지는 것은 부신과 방광의 병증이다. 그러나 체중에 관계된 모든 병은 위장이 다른 장기와 함께 반응하는 것으로 이해해야 한다.

▶ 지나친 식욕은 간장의 반응이다.

▶ 사타구니에 많이 발생하는 습진은 대부분 심장과 방광의 병증이며 가려움이 심할 때에는 간장의 병증이다.

▶ 다리에 힘이 없는 것은 신장과 간장이 약한 것이다. 달리기가 어렵고 쪼그려 앉기가 힘들며 발목이 잘 삐는 것은 방광과 담에 병증이다.

▶ 무릎에 나타나는 관절염은 대부분 위장과 신장의 병증이지만 때로는 방광의 이상으로 나타난다.

▶ 허리의 통증이나 디스크는 위장이나 신장, 방광의 이상이며 때로는 B기맥의 반응으로 나타난다.
▶ 발바닥의 이상이나 각질 등은 신장의 병증이며 무좀은 간장 혹은 방광(담)의 병증이다.

6. 기타 증상들

▶ 피부염은 대부분 방광의 병증이지만 가려움증이 심할 때에는 간장인 경우가 적지 않다. 잘 낫지 않는 악성의 경우는 심장의 병증을 함께 다스려야 한다.
▶ 두드러기는 때론 소장과 대장 혹은 위장의 병증에 의해 나타난다
▶ 작은 일에도 화가 나고 참기 어려운 것은 간장의 병증이며 스트레스가 쌓이고 어지러운 것은 심장의 열증이다.
▶ 매사에 의욕이 없고 만성피로에 허덕이는 사람은 기본적으로 임맥과 독맥의 기운을 높여주어야 하며 다음으로 간장과 심장을 다스린다.
▶ 소변이 자주 마렵고 양이 작으며 뒤가 개운치 않은 것은 신장과 소장 혹은 위장의 실증이며, 오줌소태처럼 소변의 조절이 어려우면 심장과 방광의 이상이다.

▶ 정신질환은 간장과 부신 그리고 폐의 이상에서 온다. 그것은 간장과 부신이 뇌와 밀접한 관계를 갖고 있기 때문이다.
▶ 위장에 가스가 많이 차는 것은 간장의 영향 때문이며 설사 역시 대장과 함께 간장을 의심해야 한다. 변비는 심장과 대장의 실증에서 많이 나타난다.
▶ 탈장은 대장 혹은 방광의 병증이다.

플라시보 효과와 노시보 효과

플라시보 효과는 심리적인 작용만으로 환자의 증상이 치유되는 효과를 말하는데 의료계는 물론 각계 각층에서 실시된 여러 실험을 통하여 그 효과가 입증된 바 있습니다.

한 예로 미국의 사회단체에서 시중에서 판매되고 있는 다이어트 약이나 식품들이 실제로 얼마나 효과가 있는지를 알아보기 위해 다음과 같은 실험을 하였습니다.

먼저 시험 대상자를 두 그룹으로 나눈 뒤 한 그룹에는 가짜 약을 주어 2주일 동안 먹게 하고 다른 한 그룹에게는 기업에서 만든 진짜 약을 주어서 먹게 하였습니다. 그런 다음 결과를 살펴보았는데 놀랍게도 다이어트 약을 복용한 그룹이나 가짜 약을 복용한 그룹 모두에게서 동일한 결과가 나타났다고 합니다.

이를 통해 심리적 작용에 의한 플라시보 효과가 실제의 약물만큼이나 유사한 치유작용을 한다는 것을 증명하게 되었습니다.

플라시보 효과에 의한 치유 확률은 대략 25%정도라고 하는데 질병치료에 있어 심리적 작용이 얼마나 중요한지를 알려주는 내용입니다.

노시보 효과는 플라시보 효과와 반대되는 개념으로 아무리 좋은 약이라고 해도 환자가 부정적인 생각을 갖고 복용을 하면 효과가 나타나지 않는다는 의미입니다.

한 외항선원이 우연히 냉동실을 지나다가 문이 열린 것을 발견하고는 식품을 꺼내기 위해 몰래 안에 들어갔다가 문이 닫히는 바람에 냉동실에 갇히고 말았다고 합니다.

냉동실은 보통 영하 20도 이하로 유지되기 때문에 그 안에 갇히면 저체온증에 걸려 사망하게 되지만 다행히도 그날은 냉동실이 고장 나서 가동되지 않았습니다. 그런데 다음 날 선원들이 그를 발견했을 때 그는 이미 죽어 있었고 벽에는 다음과 같은 글이 적혀 있었다고 합니다.

"점점 몸이 얼고 숨이 가빠지고 있다."

냉동실 안이 넓어서 산소량에 문제가 없었지만 그 선원은 스스로가 만든 상상에 빠져 두려움에 떨다가 엉뚱하게 목숨을 잃게 된 것입니다.

치료를 받을 때 환자가 가질 수 있는 부정적인 심리가 어떤 결과로 이어질 수 있는지를 짐작할 수 있는 내용입니다.

전이현상

얼마 전에 방영된 드라마에서는 남편에게 부인의 입덧이 전이되어 고생하는 장면이 재미있게 펼쳐졌는데 전이현상의 한 단면을 볼 수 있어서 흥미로웠습니다.

전이현상에는 여러 가지가 있지만 일반적인 의미는 환자의 통증이 치료사에게 전달되어 함께 고통을 겪게 되는 현상을 가리킵니다.

이와 같은 현상을 이용하면 진단의 정확성이 높고 치유력이 높아지기 때문에 일부에서는 신기한 능력으로 생각하고 배우려 애를 쓰기도 합니다.

하지만 문제는 전이현상이 단순한 현상에 그치지 않고 증상을 따라 치료사의 몸을 상하게 한다는 점입니다.

이 때문에 전이현상을 빙의로 해석하는 경우도 많이 보지만 남편의 입덧처럼 흔하게 겪는 현상을 모두 빙의라고 하기에는 무리가 있고 상황에 따른 판단이 필요할 것으로 생각됩니다.

전이현상은 주로 간장과 심장이 약한 사람들에게서 많이 나타나는 경향을 보이는데, 치료사들이 일반인에 비해 전이현상을 많이 겪는 이유는 인체의 파동을 감지하고 수신하는 능력이 뛰어나기 때문입니다.

물리치료사와 경락마사지를 하는 사람들이 전이현상으로 고생할 때 배꼽링과 파동기를 통해 자극을 주게 되면 약해진 기력이 회복되면서 증상이 개선되는 경우를 많이 보았습니다.

이렇게 미세전류파동에 의해 전이현상이 사라지는 이유는 기와 관련된 모든 작용이 파동에 의해서 이루어지기 때문입니다.

서정범 교수에 따르면 예전에 무속인들 중 일부는 신령을 피하기 위해 천둥 번개가 치는 날 비바람을 맞으며 광야를 뛰어다녔다고 합니다.

번개와 천둥소리의 충격으로 신령이 달아난다고 믿었기 때문인데 천둥소리가 파동의 에너지로 작용한 결과라고 판단됩니다.

전이현상이 고통스러운 것은 사실입니다.

하지만 그 성질을 잘 파악해서 치유활동에 이용하면 좋은 결과로 이어질 수 있습니다. 전이현상 또한 인간에게 주어진 위기관리 능력 중 하나이기 때문입니다.

제5부
배꼽링

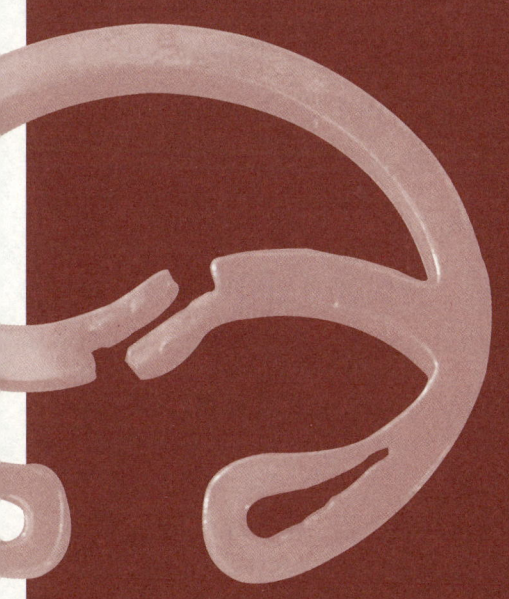

배꼽링요법

배꼽링요법은 한방침의 원리를 미세전류치료법과 접목하여 위험성은 없애고 효과는 극대화시킨 새로운 개념의 치유법입니다.
반지 모양의 링을 반창고로 배꼽에 붙여두게 되면 기맥을 따라 기와 전류가 흐르면서 치유가 이루어지는 원리인데 고질적인 난치병에 좋은 효과를 나타냅니다.
배꼽링요법은 조영식 학원장이 경희대학교에서 학장을 지낸 서정범 교수와 함께 '노벨상 프로젝트'로 진행했던 요법입니다.
이와 같은 사실들은 2010년 시사저널 기자가 서정범 교수를 취재하는 과정에서 설명되었고 내용의 일부가 2010년 시사저널 특집호에 실리기도 했습니다.
대체의학에 대한 거부감으로 관계자들의 협조가 이루어지지 않아 무산되는 아픔을 겪긴 했지만 배꼽링요법의 무한한 가능성을 짐작하게 하는 일입니다.
작은 것과 큰 것은 각기 용도가 있는 법입니다. 급성이면서 일반적인 증상들은 약돌파스요법을 써서 치유를 하고 중풍이나 암과 같은 고질병들은 배꼽링을 사용해서 기력을 높인다면 모든 질환을 효율적으로 다스릴 수 있을 것입니다.

배꼽의 생명력

배꼽은 태아의 뼈와 살이 만들어지고 장기가 형성된 곳으로 "배꼽이라는 길을 통하여 뼈와 살은 물론 오장육부가 만들어졌으니 잘 낫지 않는 난치병과 불치병은 배꼽의 기운을 잡아주어야 한다."는 것이 서정범 교수의 주장입니다.

10개월 동안 이어지는 인체의 생성과정에서 태아는 배꼽과 연결된 탯줄을 통해 심장과 뇌를 비롯한 모든 장기와 신체 기관들이 만들어지게 됩니다.

이 과정에서 신체는 배꼽을 중심으로 그 주위에 16기맥이라는 전기회로를 생성하게 되는데 항상성을 유지하기 위하여 간방체질이라는 구조를 형성하게 된 것으로 판단됩니다.

배꼽이 치유에 중심이 되는 이유도 이와 같은 논리에서 비롯된 것인데 "배꼽이 가진 기능을 복원하면 인간에게 주어진 모든 질병을 치유할 수 있다."는 주장도 같은 관점에서 설득력을 갖는다고 할 수 있습니다.

배꼽링을 붙이고 나면 즉석에서 중풍환자의 마비된 팔과 다리가 움직이고, 고혈압 환자의 혈압이 즉석에서 낮아져 정상으로 돌아오는 것을 볼 수 있습니다.

특히 개구부와 연결되는 기맥이 바뀔 때마다 환자에게서 나타나는 여러 가지 반응과 현상들은 배꼽링의 작용은 물론 기맥의 존재와 기능을 판단하기에 충분합니다.

한방연구소에서 발행하는 논문집 중에는 경락과 전기와의 관계를 연구한 흔적이 많이 발견되는데 실험을 통해 연구원들이 밝혀낸 것은 "침을 놓을 때 사용되는 경락이 전기적 성질을 띠고 있다는 사실"입니다.

배꼽링의 효과가 이처럼 빠르게 나타나는 것도 전기의 속도로 작용하는 기맥의 반응 때문입니다.

약물치료 없이 혈압이 내려가는 일은 불가능한 일입니다.

하지만 최근에 실시된 시험에서 고혈압 환자의 50%가 즉석에서 혈압이 낮아지고 정상 수치로 안정되었는데, 160이었던 수축혈압이 시술 후에는 135이하로 낮아지는 현상을 확인할 수 있었습니다.

혁신의 가능성을 증명한 것입니다.

배꼽링과 미세전류파동법은 전기생리를 조절하는 치료법이기 때문에 현대의학의 부족한 부분을 보완하는 가장 확실한 대안이라고 확신합니다.

따라서 많은 사람들이 관심을 갖고 더욱 많은 연구가 이루어진다면 중풍과 희귀병은 물론 암과 같은 불치병의 정복도 결코 어려운 일이 아니라고 생각합니다.

배꼽링의 효능

못과 바늘은 용도에 따라 쓰임새가 서로 다릅니다. 옷을 만들 때는 바늘이 필요하지만 나무로 집을 지을 때는 못이 필요한 것처럼 큰 병을 장기적으로 치유할 때는 배꼽링을 사용하여 기력을 높여주는 것이 중요합니다.

배꼽링요법은 질병에 대한 치유 효능을 입증하기 위하여 경희의료원 한방과에서 무릎관절염과 허리디스크, 중풍환자들을 대상으로 임상시험을 하여 효과를 인정받았으며 이와 같은 내용은 KBS '미스테리추적'과 SBS방송의 '테마다큐 99'란 프로를 통해 방영되기도 했습니다.

그밖에도 내과, 피부과, 정형외과는 물론 암요양병원에서 30여 명의 각종 암환자를 대상으로 임상시험을 하였고 놀랄 만큼 큰 효과를 입증한 바 있습니다.

배꼽링의 구조

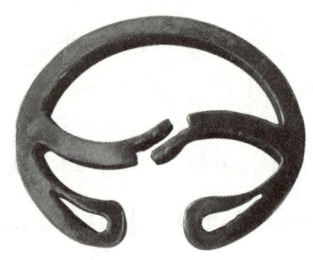

배꼽링은 은으로 만들어졌으며 오백 원짜리 동전만한 크기의 작은 기구입니다. 15년 가까운 세월을 지나오면서 몇 번에 걸쳐 모양과 구조가 조금씩 바뀌어졌고 현재는 그림과 같은 모양을 사용하고 있습니다.

위의 그림을 살펴보면 배꼽링의 아래쪽 부분이 열려 있는 것을 볼 수 있는데 이 부분을 개구부라고 합니다.

물리학적 이론에 따르면 이와 같은 모양을 가진 전선에 전기를 흘려보내면 개구부 쪽으로 자기장이 집중되는 현상이 나타난다고 합니다.

배꼽링의 과학적 원리

배꼽링을 붙였을 때 나타나는 효과는 크게 두 가지로 나눌 수 있는데 '기 작용에 의한 효과와 물리적 작용에 의한 효과'입니다.
인체를 따라 흐르고 있는 기맥과 경락에는 '기'라고 하는 특별한 성질의 에너지가 흐르고 있는데 기가 전기적 성질을 띠고 있다는 것은 의학계는 물론 과학계에도 널리 알려진 사실입니다.
국내에서는 물론 미국과 일본, 독일 등지에서는 경락을 프리모시스템이라는 제3의 생리로 규정 짓고 연구가 한창 진행 중입니다. 프리모시스템을 활용하면 암은 물론 각종 희귀병을 치료할 수 있는 길이 열릴 것이라고 하는데 배꼽링요법은 이와 같은 성질을 이용한 과학적치유법입니다.
은으로 만들어진 배꼽링이 인체와 접촉하게 되면 볼타전지와 같은 구조가 형성되면서 전류가 발생하게 됩니다.
이때 링이 닿는 피부의 저항은 높아지는 반면 링이 닿지 않는 개구부 쪽의 피부는 상대적으로 저항이 낮아지는 현상이 발생하게 되면서 전위차가 나타나게 됩니다.
전기는 저항이 높은 곳에서 낮은 곳으로 흐르는 성질을 갖고 있기 때문에 배꼽링에서 발생된 전류는 저항이 낮은 개구부 쪽으로 집중되게 됩니다.

이처럼 배꼽링에서 발생한 에너지가 개구부와 연결된 16기맥을 타고 흐르면서 막힌 혈이 뚫리고 부족한 원기가 살아나면서 중풍과 같은 난치성 질병의 치유로 이어지게 되는 것입니다.

은으로 만들어진 배꼽링이 인체와 접촉하면서 생성되는 전기는 130밀리볼트 정도인데 평소 피부에서 측정되는 전압이 30밀리볼트 정도인 점을 감안하면 3배~5배에 이르는 많은 양이라는 것을 알 수 있습니다.

최근에는 피부저항측정방식을 이용한 미세전류파동기를 개발하여 배꼽링의 효능을 높이고 있습니다.

이와 같은 방법을 활용하면 문제가 발생한 기맥을 정확히 찾을 수 있고 배꼽링의 효과를 높여서 기맥의 흐름을 조절할 수 있습니다.

배꼽링 사용법

면 반창고 붙이기

배꼽링을 사용하기 위해서는 먼저 배꼽링 위에 반창고를 붙여서 준비를 해야 합니다.
아래의 그림처럼 순서를 지켜 반창고를 그림 ①처럼 수직으로 붙인 다음 그 위에 ②처럼 한 개를 수평으로 덧붙이면 됩니다.

※ 상황에 따라서는 반창고를 반으로 자른 뒤 배꼽링 중앙에 개구부를 향하여 수직으로 덧붙이는 경우도 있으니 참고하기 바랍니다.

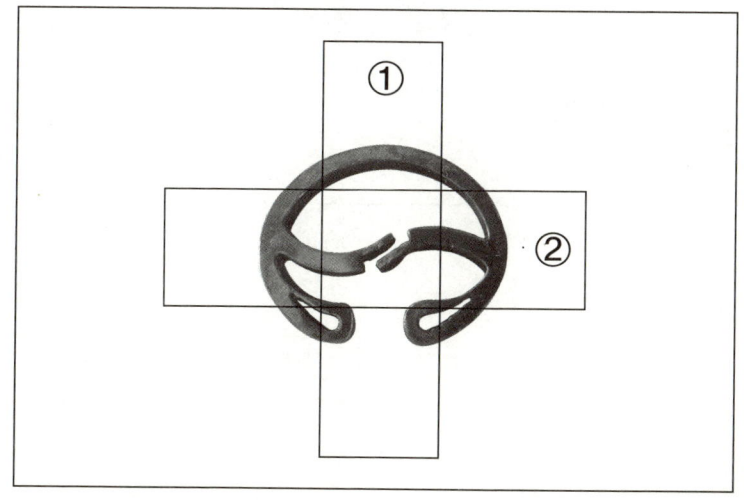

배꼽링 안에 재료 붙이기

반창고를 붙이고 나면 아래의 그림처럼 배꼽링 안에 진주와 약돌 등의 재료를 정해진 자리에 붙여 넣어야 합니다.

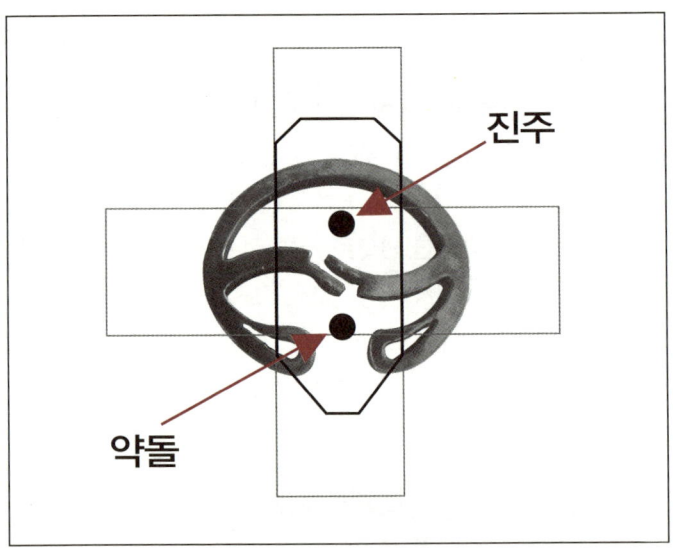

요점 정리

배꼽링을 준비하고 나면 다음은 어느 기맥에 문제가 있는지를 찾아내야 하는데 뒷장에서 설명하는 복진법을 이용하거나 미세전류파동기의 피부저항측정 기능을 이용해서 사용할 기맥을 선택하게 됩니다.

요점 1

배꼽링을 사용할 때에는 언제나 개구부를 먼저 A기맥 혹은 B기맥을 향하도록 붙여둔 다음 간방체질과 연결된 기맥으로 옮겨 붙여야 합니다. 배꼽링을 하나의 기맥에 붙여두는 시간은 30분~3시간이며 이후에는 다른 기맥으로 옮겨 붙여야 하는데, 한 기맥에 3시간 이상 붙여두게 되면 기운이 한쪽으로 편중되는 증상이 나타날 수 있기 때문입니다.

또한 A기맥과 B기맥을 제외한 일반기맥에서 다른 일반기맥으로 옮겨 붙일 때에는 반드시 A기맥이나 B기맥으로 돌아와서 10분

이상 붙여 두었다가 다음 기맥으로 옮겨 붙이는 방식으로 계속해서 사용할 수 있습니다.

예를 들어서 A기맥과 우측의 RC 기맥을 사용할 경우

1. A기맥에 30분~3시간 정도 붙여두었다가 배꼽링을 떼어낸 다음 개구부를 RC로 옮겨 붙인다.
2. 이어서 다른 기맥을 사용하려면 다시 A기맥으로 가서 30분 이상 붙여두었다가 원하는 기맥으로 옮겨 붙인다.

   ※ A기맥과 B기맥은 가장 큰 기맥으로 중심의 균형을 잡는 역할을 하고 있기 때문에 충분히 사용하여 원기를 높여주는 것이 좋습니다.

요점 2 - 병반응의 특징 알아두기

기맥의 병증상은 우측과 좌측 중 한쪽으로 치우치는 경향이 있으므로 RC처럼 우측 기맥에서 반응이 나타날 때에는 우측에 있는 기맥들을 주로 사용하고 LC나 LE처럼 왼쪽의 기맥에서 병반응이 나타날 때에는 오른쪽보다는 왼쪽의 기맥들을 사용하는 것이 좋습니다.

배꼽링의 재료

진주와 약돌

자연에 존재하는 광석들은 성분에 따라 여러 가지 성질의 에너지를 갖고 있으며 물체를 구성하고 있는 재료의 성질과 분자구조에 따라 각기 고유한 파동을 지니고 있습니다.

약돌은 치유력을 나타내는 특별한 돌을 일반적인 돌과 구분해서 부르는 말로 약돌에서 발생하는 특유의 파동과 파장 에너지가 인체에 영향을 미쳐서 치유력을 나타내게 됩니다.

그동안 많은 광석들을 대상으로 실험을 한 결과 색깔이 붉은 종류의 광석은 심장과 폐 쪽에 영향을 미치고, 색깔이 흰 광석은 간장에 영향을 미치며, 검은 것은 신장 쪽에 영향을 주는 것으로 밝혀졌습니다.

진주는 지방간이나 간경화 등 간장 질환에 매우 효과가 좋으며 생명력이 높아서 배꼽링을 사용할 때 약방의 감초처럼 빠지지 않고 사용되는 재료입니다.

사용상의 주의

배꼽링을 사용할 때에는 시계, 반지, 목거리 등 금속류를 몸에 착용하면 안 됩니다. 상호작용이 발생하여 에너지의 흐름을 방해하기 때문입니다.
또한 밤에 잠을 잘 때에는 배꼽링을 사용하면 안 되는데 잠이 들면 배꼽링 혹은 약돌파스를 하나의 기맥에 너무 오랜 시간 붙여 두게 되기 때문입니다.

보관하기
샤워를 하거나 격렬한 운동을 할 때에 그리고 배꼽링을 떼어놓았을 때에는 분실의 위험이 있으니 반지곽 같은 곳에 잘 보관해 두시기 바랍니다.

정체현상

치유를 할 때 겪게 되는 가장 난감한 경우는 병증이 움직이지 않으며 괴롭고 치유가 진행되지 않는 것입니다.
이런 현상은 주로 배꼽링을 오랜 기간 사용한 경우에 발생하며 체질이 바뀌기 직전인 2일에서 5일 사이에 많이 나타나는데 드물게는 한두 달씩 지속되기도 합니다.
우리 몸의 자가치유력이 질병을 치유하는 과정에서 고비를 맞았을 때 나타나는 현상인데, 문제는 이해가 부족할 경우 더 이상 효과가 없는 것으로 판단하여 치유를 포기하게 되는 경우가 적지 않다는 것입니다.
하지만 이러한 고비를 잘 넘기게 되면 체질이 변화하면서 몸 상태가 한두 단계 앞으로 나아가는 전환점을 맞게 됩니다.
어느 한 기맥이 좋은 효과를 보일 때 대부분의 사람들은 계속 같은 방향으로만 치유하려는 경향을 갖게 되는데 그렇게 한 기맥만을 사용하다보면 며칠 후에는 반대쪽 기맥에서 병반응이 나타나게 되어 혼란을 겪게 되는 것입니다.
이와 같은 현상이 나타날 경우 앞서 치유한 기맥 중에 어느 한 기맥을 오랫동안 치유한 적이 있는가를 생각해 보는 것이 필요합니다.
배꼽링 혹은 약돌파스의 기운이 어느 한 기맥으로 편중되어 나타나는 것인데 이와 같은 현상이 발생하는 이유는 기맥이 전기적 성질을 띠고 있기 때문으로 보입니다.
전류는 변화가 없으면 잘 흐르지 못하는 특성을 갖고 있습니다. 그러므로 가끔은 진단 결과에 상관없이 평소에 잘 사용하지 않았던 기맥을 한 번씩 치유해서 변화를 주는 것이 좋습니다.
배꼽링의 개구부를 한 곳에 3시간 이상 붙여두지 않는 것도 한 방법인데 어쩔 수 없이 시간을 많이 넘겨서 걱정이 될 때에는 몸에서 나타나는 증상을 살핀 뒤에 배꼽링을 A기맥이나 B기맥으로 옮겨 붙여두면 그와 같은 현상을 피할 수 있습니다.

배꼽링의 활용

배꼽링을 붙이고 있으면 힘의 상승작용이 나타나서 운동 활동에 도움이 되는 것을 알 수 있는데 개구부를 어느 기맥에 맞추어 두는가에 따라서 팔 쪽으로 혹은 다리 쪽으로 힘이 주어지게 됩니다.

한 예로 망치질을 하거나 팔을 쓰는 운동을 할 때에는 팔을 사용하게 되는 오른 쪽 혹은 왼쪽의 폐기맥이나 심장기맥 중에서 실증이 나타나는 기맥을 찾은 다음 개구부를 실증의 기맥을 향해 붙여두면 팔에 기력이 상승해서 통증이 사라지고 힘이 높아지는 현상이 나타나게 됩니다.

등산을 할 때에도 위장이나 방광 등 다리에 경락이 위치해 있는 기맥을 향해 개구부를 맞추어 붙여두면 다리에 힘이 생겨서 산행의 어려움을 극복할 수 있는데 그 이유는 배꼽링의 에너지가 기맥과 경락으로 이어져서 함께 작용하기 때문입니다.

이와 같은 방법을 사용할 때 주의해야 할 것은 진단의 정확성으로 실증의 반응을 보이는 기맥이 오른쪽에 있는 기맥인지 아니면 왼쪽의 기맥인지를 잘 알고 선택을 해야 한다는 점입니다.

만약 우측의 폐기맥이 약한 곳인데 반대로 좌측의 폐기맥을 사용하게 되면 오히려 기운이 약해져서 더욱 힘이 드는 현상이 나타날 수 있기 때문입니다.

역작용과 처치

참고로 알아두어야 할 사항이 있습니다.

만약 우측의 간기맥을 향해 배꼽링을 고정시켜놓고 격한 운동을 하거나 정신적 에너지를 과도하게 사용했을 경우 우측 간기맥의 에너지가 소진되어 괴로움을 겪게 될 수 있다는 사실입니다.

운동을 할 당시에는 기운이 나서 운동의 효율성이 높아지지만 운동이 끝난 다음에는 사용한 기맥의 기운이 약해져서 나타나는 현상인데 이와 같은 일은 모든 기맥에서 나타날 수 있으므로 주의해야 합니다.

이때에는 먼저 배꼽링을 떼어내서 우측의 간기맥의 모태가 되는 A기맥으로 옮겨 붙인 뒤에 30분~2시간 후에 다시 우측 간기맥으로 옮겨 붙여두면 부족해진 간기맥의 기운을 다시 높여서 건강을 유지할 수 있습니다.

명현반응

명현반응이란 치유를 하는 과정에서 일시적으로 병세가 악화되는 현상으로 병체질이 정상적인 체질로 바뀌는 과정에서 많이 나타납니다.

예를 들어 우측의 간방체질이 좌측의 간방체질로 바뀌는 과정이거나 혹은 그 반대일 경우에 나타나는데 특징을 살펴보면, 기맥을 바꾸어가며 배꼽링을 붙여보아도 효과를 느끼기 어렵고 몸에 힘이 빠져서 기운이 없거나 신경이 날카로워져서 짜증을 내는 일이 발생합니다.

더러는 기 몸살이라고 해서 몸살감기 증상으로 고생하는 경우도 있지만 모든 사람에게 명현반응이 나타나는 것은 아니며 주로 기가 발달한 사람이나 오랫동안 몸이 안 좋아서 기운이 약해진 환자에게서 나타나는 것으로 알려져 있습니다.

명현현상은 호전반응이라고도 하는데 처음에는 병세가 악화되어 고생을 하게 되지만 얼마 지나지 않아 다시 병세가 호전되면서 증상이 사라지기 때문에 오히려 몸이 나빠지는 부작용과는 구분되는 현상입니다.

특징

명현반응은 주로 한 번 이상 통증으로 고생했던 부위에 많이 나타나지만 가끔은 앞으로 찾아올 증상이 몸의 변화를 계기로 미리 나타나는 경우도 있습니다.

제6부
인체의 전기

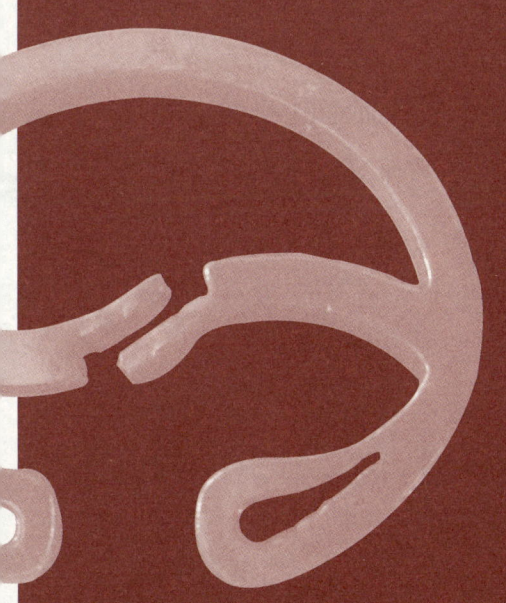

침치료의 과학적 이해

한방에서는 인체의 장기를 간장과 담, 심장과 소장, 위장과 비장 그리고 폐와 대장, 신장과 방광 등 열 개의 장기로 나누고 있습니다.

그렇지만 인체의 장기는 부신과 췌장을 포함해야 하기 때문에 그보다 많은 12개가 되어야 하며 실제로 인체에서 작용하는 경락의 수도 12개입니다.

물론, 같은 장기의 경락이 좌, 우에 하나씩 위치해 있기 때문에 합치면 24개가 되지만 독립된 기능은 12개입니다.

이렇게 장기의 수가 실제와 다르다 보니 선인들은 심포와 삼초라는 추상적 개념을 만들어서 부족한 장기의 기능을 설명할 수밖에 없었습니다.

부신은 신장의 일부분으로 보이지만 어떤 장기와도 비교할 수 없을 만큼 큰 역할을 하는 중요한 장기이며 비뇨기계통의 신장과는 기능이 전혀 다른 내분비계통의 장기입니다.

하지만 옛 사람들의 지식으로는 신장 위쪽에 붙어 있는 밤톨만한 장기를 신장과 분리해서 이해하기는 어려웠을 것입니다.

물론, 췌장의 경우는 부피가 크기 때문에 쉽게 찾을 수 있었겠지만 모든 장기가 음양의 한 쌍으로 구성되어 있는 현실에서 짝이 없는 췌장 하나만을 따로 넣는 일은 불가능했습니다.

그렇게 되면 음양과 오행의 모든 규칙이 틀어지게 되어 음양은 물론 오행의 이론 체계가 엉망이 되기 때문입니다.

한방에서는 심포와 삼초를 '화' 그룹에 포함시켜서 이해하고 있지만 부신이 신장 위에 붙어 있는 해부학적 구조에 따라 본서에서는 부신과 췌장을 신장과 함께 '수' 그룹에 포함시켜서 이해하기로 합니다.

음양오행설에 따라 이론적으로는 인체의 장기도 다섯 가지로 나누어야 하는 것이 마땅하지만 굳이 여섯 개로 나눌 수밖에 없었던 이유는 경락의 수가 여섯 가지이기 때문입니다.

그렇지만 부신과 췌장경락으로 의심되는 심포와 삼초경락이 임맥과 독맥에 연결되어 작용하는 것이 확인되었으므로 이들 경락을 제외하면 다섯 가지가 되어 오행설과 일치하는 구성을 갖게 됩니다.

잠시 형상도 없이 존재하는 심포와 삼초의 탄생 배경을 짐작해

보았습니다.

한방의학에는 부신과 췌장이 빠져 있지만 심포와 삼초라는 대체 장기를 통해 그 기능을 설명하였고 질병치료에 이용해서 큰 성과를 거두었다는 점에서 옛 사람들의 지혜를 찾을 수 있습니다.

더욱 놀라운 것은 이와 같은 치료방법이 이미 2천 년 전에 완성되었으며 지금도 그 방법에 의존해서 한의사들이 치료를 하고 있다는 사실입니다.

이번에 미세전류파동기를 개발하면서 또 한 번 놀랐던 것은 한방의 침과 뜸의 치료 원리가 서양에서 개발된 미세전류치료법보다 더 정교하며 과학적이라는 사실입니다.

방법은 서로 다르지만 미세전류를 이용해서 인체의 전기생리를 조절한다는 점에서 이들 치료법들은 동일한 원리에 의해 잉태되었다는 것을 알 수 있습니다.

미세전류를 사용했다는 점에서 한방침구학은 서양의 미세전류치료법보다 2천 년이나 앞선 치료법이라 할 수 있으며 인체의 전기회로인 경락을 사용한다는 점에서 미세전류치료법이 따라올 수 없는 장점을 갖고 있습니다.

배꼽링 역시 침과 동일한 원리를 이용하여 전기생리를 조절하는 방식을 사용하고 있지만 침과는 달리 근육에 꽂는 것이 아니라 둥근 링을 반창고로 붙여두기만 하면 되기 때문에 사용이 쉽고 안전합니다.

무엇보다 중요한 것은 뼈와 살 그리고 장기가 만들어진 배꼽과 16기맥을 사용한다는 점입니다.

한방에서 사용하는 침과 뜸의 과학적 원리와 배꼽의 고유 기능이 결합된 만큼 다른 치료법과는 비교할 수 없을 만큼 뛰어난 효과가 나타난다는 것을 짐작할 수 있습니다.

인체의 전기생리와 미세전류

현대과학과 의학의 놀라운 발전에도 불구하고 난치병의 정복이 요원한 이유는 인체생리의 두 개의 축 중 하나인 전기생리는 외면한 채 약물치료에만 의존하기 때문입니다.

"세상의 모든 물질은 원자와 이온으로 되어있다."는 전기생리의 이론을 통해서도 알 수 있듯이 전류는 인체를 구성하는 가장 기본적인 요소입니다.

인체는 전기를 발생시켜서 신체 신호의 정보로 이용하고 있는데 뇌와 신경계통의 모든 작용이 전류에 의해서 이루어지고 있습니다.

한 예로 심장의 우심방 부근에 있는 동방결절이라는 특수한 심근에서는 1분에 60회에서 100회 가량의 전기신호를 발생시켜서 심장이 운동을 하게 합니다.

심근에 주어지는 전기신호가 70번이면 심장이 70번을 뛰고 80번 주어지면 그에 맞추어 심장도 80번을 뛰게 되는데 중요한 것은 이처럼 심장의 활동이 전류에 의해 조절된다는 사실입니다. 심장박동기 또한 심장에 있는 심근에 전기 자극을 주어서 심장의 박동수를 조절하는 원리인데 전기생리는 뼈와 장기, 근육은 물론 피부 구석구석까지 이어지고 있는 인체의 생리 시스템입니다.

따라서 암을 비롯한 각종 난치병을 치유하기 위해서는 생체전류의 특징과 흐름을 이해하고 적극적으로 활용하는 지혜를 가져야 합니다.

인체를 흐르는 전류는 크게 직류와 교류의 두 가지로 나누어지는데 직류는 주로 피부와 근육을 따라 흐르며 장기와 장기 사이의 에너지를 조절하는 역할을 하고 교류는 뇌와 장기들의 활동을 돕는 것으로 알려져 있습니다.

경락 또한 직류 형태의 미세전류가 흐르고 있기 때문에 교류와 파동만으로 우리 몸의 생리시스템에 영향을 미치는 것은 불가능합니다.

따라서 치유력을 높이기 위해서는 교류와 더불어 직류를 함께 사용해야 합니다.

필자가 배꼽링요법을 개발해서 보급해 온 지도 어느덧 17년에 가까운 세월이 흘렀습니다. 수년 전까지만 해도 배꼽링의 과학적 원리를 알지 못하여 단순히 기치료라고 생각했습니다.

그러다가 미세전류파동기를 연구하는 과정에서 배꼽링의 효과가 배꼽링과 인체 사이에서 발생하는 미세전류에 의한 것이라는 사실을 알게 되었고, 이와 같은 원리를 이용해서 제작된 전극판이 특허를 받는 쾌거를 이루게 되었습니다.

결국 과학적인 검증을 통해서 그동안 필자가 주장했던 여러 가지 원리들이 진실로 밝혀지게 된 것입니다.

피부저항측정기의 활용

양도락의학은 1950년 일본의 의학박사인 Nakatani Yoshio가 창시한 치료법으로 그의 이론에 따르면, " 인체의 장기와 기관에 문제가 발생하면 해당 지점과 관련된 피부와 근육에는 전기가 통하기 쉬운 일정한 형태의 반응점이 나타난다."고 합니다.
"인체의 장기와 기관에 문제가 발생했을 때 기맥과 경락을 따라서 특정 부위의 혈자리에 통증이 발생한다."는 한방의 아시혈과 거의 같은 개념입니다.
양도락의학은 이와 같은 특성을 이용하여 피부의 저항을 측정한 다음 저항이 낮고 전류가 통하기 쉬운 지점에 전기자극을 주어 질병을 치료하는 방법입니다.
이와 같은 이론은 실제 시험에서도 확인이 되었습니다.
미세전류파동기와 전극판을 이용해서 문제가 나타난 지점의 근육 통증을 제거한 뒤에 약돌파스나 배꼽링을 사용하게 되면 배꼽링만을 사용했을 때에 비해 2배 이상 효과가 높아지는 것을 확인할 수 있었던 것입니다. 약물치료를 할 때에도 이와 같은 방법을 이용하면 치유효과를 극대화할 수 있습니다.

피부저항측정기

피부저항측정기는 양도락을 연구하는 과정에서 만들어진 것으로 촉감에만 의지하던 한방침구학과 대체의학 분야에 획기적인 발전을 가져올 것으로 기대되었습니다.
하지만 인체의 통전저항은 습도와 온도 그리고 압력과 같은 환경의 변화와 조건에 따라 민감하게 반응하는 특성을 갖고 있습니다.
따라서 정확한 결과를 얻기 위해서는 이와 같은 조건을 모두 충족시켜야 하지만 일반적인 피부저항측정기로는 조건을 맞추기가 어렵기 때문에 만족할 만한 결과를 얻는 일은 불가능해 보입니다.
국내의 한 신문사가 실시한 여론조사를 보면 한의사의 94%가 "현재 사용하고 있는 진단기와 치료기를 신뢰하지 않는다."는 응답을 했다고 합니다.
피부저항을 측정하는 일이 얼마나 어려운 일인가를 짐작할 수 있습니다.

피부저항측정기가 제 역할을 하려면 탐측 전극끼리의 거리를 일정하게 유지해야 하고 측정하고자 하는 부위에 접촉되는 전극들 또한 일정한 압력으로 피부와 접촉된 상태에서 측정이 이루어져야 합니다.

이와 같은 조건을 모두 충족시킬 수 있는 것은 학회에서 개발한 미세전류파동기밖에 없는데 그 이유는 기맥의 배열이 일정한 16기맥과 기맥의 구조에 맞추어 개발한 전극판이 있기 때문입니다.

미세전류와 파동 자극

낮은 전압과 전류를 이용하여 자극을 주는 방식은 모든 의료기가 갖는 꿈이지만 이론과는 달리 충분한 효과가 나타나지 않아 현실적으로 불가능한 것으로 알려져 왔습니다.

하지만 학회에서 개발한 미세전류파동기는 특허 받은 전극판의 기능을 이용해서 세계에서 가장 낮은 '7밀리볼트와 32마이크로암페어'라는 낮은 전류로 인체의 기운을 조절하는데 성공하였습니다.

이처럼 낮은 전류를 이용한 방식이 성공을 거두기 위해서는 몇 가지 기본적 요소를 충족시켜야 합니다.

가장 중요한 것은 자극점의 정확한 위치를 찾아 효율적으로 기맥의 흐름을 조절하는 일이며 파동의 질을 높이는 것도 중요한 작업 중의 하나입니다.

기기 주변에서 자연적으로 발생하는 노이즈에 의한 전압은 3천 밀리볼트가 넘습니다. 따라서 전극판을 통해 7밀리볼트라는 낮은 전압으로 정상적인 신호와 양질의 파동을 인체에 전달하는 일은 생각처럼 쉬운 일이 아닙니다.

기존의 측정방식과 자극법으로는 거의 불가능했던 일인데 학회에서 개발한 미세전류파동기가 이와 같은 난관들을 극복할 수 있었던 것은 전극이 일정하게 설치된 전극판과 특수한 구조의 전기회로를 사용하였기 때문입니다.

배꼽링과 한방침의 원리를 바탕으로 개발된 이 전극판은 인체와 비슷한 조건의 직류와 교류를 사용해서 자극의 효율성을 높이는 기능을 갖고 있습니다.

작동 시간이 8분 35초에 불과하다는 것도 큰 장점인데 모든 작업이 자동으로 이루어지기 때문에 짧은 시간에 정확한 결과를 도출해 낼 수 있습니다.

처음 2분 30초 동안은 문제가 있는 지점과 기의 흐름을 파악하고 데이터를 분석한 다음 문제가 있다고 판단되는 지점을 가려내게 됩니다.

그런 다음 6분 동안 선택된 기맥과 자극점에 맞는 파동과 미세전류를 주입하며 전기생리를 자극하게 되는데 이와 같은 모든 과정이 버튼 터치 한 번으로 운용되는 자동시스템을 갖추고 있습니다.

자극이 주어진 곳은 작동이 끝난 후에 액정에 표시되어 나타나므로 자극이 주어진 지점을 확인하여 침이나 뜸을 뜰 때 참고자료로 활용할 수 있습니다.

전문가들에 따르면 피부저항측정과 파동 자극이 한 번에 이루어지는 기기는 학회에서 개발한 미세전류파동기가 유일하다고 합니다.

미세전류파동기는 현재 서울구립요양전문병원을 비롯한 여러 병원에서 사용 중이며 환자는 물론 사용자들로부터 좋은 평가를 받고 있습니다.

제7부
임상사례 모음집

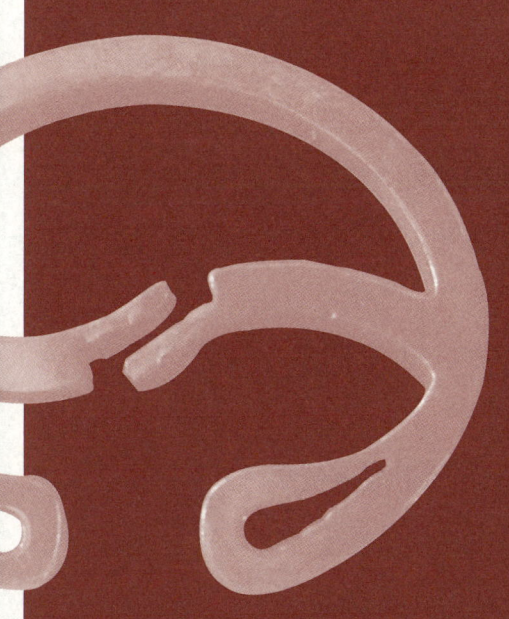

암환자 임상시험

다롱이의 배꼽

"암환자에게 임상시험을 하려면 먼저 동물실험을 거쳐야 합니다."
맑은 가을날 오후, 설레는 마음으로 기계와 배꼽링을 들고 국립암센터를 찾았는데 담당교수가 웃으며 필자의 제안에 태클을 겁니다.
순간 머리가 텅 비면서 아무런 생각도 나지 않는데 친절한 교수님께서 다음 말을 이어갑니다.
"서울대학교 같은 곳에서 동물에 대한 임상실험을 하는 것으로 알고 있는데 그곳을 한 번 가보시지요."
상처 난 가슴에 염장을 지르는 말입니다.
"모든 일에 절차가 필요하다는 것은 저도 압니다. 하지만 개인이 그런 비용을 감당하기도 쉽지 않고… 당장 도움이 절실한 사람들에게 이와 같은 방법을 사용해서 효과를 볼 수 있다면 뜻있는 일이 되지 않겠습니까?"
집 나간 정신을 간신히 추스르고 애원을 해보지만 교수님의 주장은 흔들림이 없이 완고하기만 합니다.
"아무튼, 정해진 절차를 거치지 않으면 임상시험을 실시할 수가 없습니다."
떼를 쓴다고 되는 일도 아니고, 허탈한 마음을 안고 집으로 돌아와서는 가방을 던져 놓고 소파에 앉아 멍하니 앉아 있는데 아까 들었던 교수의 말이 귓전을 맴돕니다.
'배꼽링으로 동물실험을 한다?'
말씀이야 지당하지만 침을 놓는 것도 아니고 배꼽을 중심축으로 삼는 치유법이다 보니 가슴이 답답해지며 저절로 한숨이 나옵니다.
'과연 동물들도 배꼽이 있기는 한 것일까?'
다음날 강아지가 있는 누이의 집을 찾아 두 살 된 다롱이를 무릎에 눕혀놓고 털을 골라가며 배꼽 탐색에 들어갑니다. 그런데 아무리 뒤져보아도 당최 배꼽의 위치를 찾을 수가 없습니다.
참으로 난감합니다.

선각자를 찾아서

17년 동안 배꼽링학회를 이끌어 오는 동안 많은 일을 겪어왔기 때문에 의료계의 사정에 대해서는 누구보다 잘 알고 있습니다.
그런데도 불구하고 암센터를 찾아 임상시험을 부탁했던 것은 사람의 목숨이 달린 일이니 만큼 환자를 위해 관심을 가질 것이란 생각을 했기 때문입니다.
하지만 절차라는 원칙의 벽을 넘을 수는 없었는데 대체의학 자체가 기준에 벗어나는 일이어서 뜻있는 분들의 배려 없이는 아무것도 할 수가 없는 게 현실입니다.
사실 인척과 지인들 중에 암환자가 여러 명 있었고 그들을 통해 1차적으로 가능성을 확인한 상태였습니다. 따라서 그와 같은 사실을 검증하기 위해 임상시험을 하려던 것이었는데 모두들 암환자를 보물처럼 끌어안고는 보여주기를 거부합니다.
경희의료원에서 임상시험을 했던 자료를 보여주며 설득을 해보지만 일반인이 운영하는 요양원에서는 잘못될 우려 때문에 반기지를 않았고 병원에서는 대체요법이라는 이유로 거부를 했습니다.
나중에는 종교 단체에서 운영하는 병원을 찾아 부탁을 하고 사정을 해보았지만 모두들 차갑게 밀어내며 환자와의 접근을 막았습니다.

처음에는 자부심을 갖고 한 일이지만 시간이 지날수록 점차 못할 짓을 하다가 들킨 사람처럼 주눅이 들고 동냥을 하는 것처럼 부끄러운 마음이 들게 되었습니다.

'내가 잘못된 일을 하는 것일까?'

홀로 뜨겁고 거친 사막을 걷는 것처럼 숨이 찹니다. 하지만 사막에는 모래만 있는 것이 아닙니다. 오아시스처럼 황량한 세상에도 환자의 생명을 구하기 위해 자신의 안위를 던져둔 채 나무와 물이 되어주는 선각자가 있음을 확신합니다.

잠시 후 이와 같은 생각에 믿음을 주기라도 하듯 부산에 있는 요양병원 한곳이 눈에 들어왔고 전화를 걸으니 기대했던 음성이 수화기를 통해 들려옵니다.

"암 환자에게 도움이 되는 일이라면 무엇이든지 해볼 용의가 있습니다."

의료계를 향해 양심선언을 한 암병원 원장님의 말씀입니다.

수화기를 놓자마자 인터넷을 통해 병원 위치와 주변의 여관들을 확인한 필자는 다음 날 부산행 열차를 탔고 23일에 걸친 임상시험의 여정을 시작하게 됩니다.

암은 반드시 완치된다

백혈구 수치가 너무 낮으면 생명이 위험하다고 합니다. 항암치료를 받을 때에도 백혈구 수치가 2,000 이상은 되어야 하는데 이 때문에 수치가 낮은 환자들은 며칠씩 병원에 입원하면서 주사를 맞고 수치가 올라간 것을 확인한 다음에야 항암치료를 받게 됩니다. 백혈구 수치를 올리는 일이 얼마나 어려운 일인가를 알 수 있습니다.

임상시험이 끝날 무렵에는 전이된 암이 없어졌다는 보고도 2건이 있었지만 굳이 사례에 올려서 강조를 하지는 않았는데 항암치료를 병행한 시험이어서 논란의 소지가 있기 때문입니다.

하지만 지인들을 통한 시험에서 골육종 환자에게 발생한 무릎의 암이 현저하게 줄어드는 것을 확인한 바 있기 때문에 계속해서 치유할 경우 완치가 가능하다는 믿음을 갖고 있습니다.

다만, 완치를 위해서는 병원치료가 병행되어야 한다고 생각되는데 항암제와 배꼽링요법을 함께 사용할 경우 서로 시너지효과가 나타나서 완치로 이어질 수 있다고 판단하는 것입니다.

앞에서 소개한 간경화 환자의 경우도 약물만으로는 치료가 불가능하다는 진단을 받았었지만, 배꼽링을 함께 사용하자 두 달도 채 되지 않아 불치로 여겨지던 질병이 가볍게 치료되는 것을 확인할 수 있었는데 약물과 미세전류가 서로 부족한 부분을 보완하면서 완치로 이어진 것입니다.

미국에 있는 회원이 말기암 환자에게 같은 방법으로 시험을 한 결과가 있는데 4명 중 두 명이 완치되었다는 보고를 받은 적이 있습니다.

물론, 본인이 직접 확인한 것은 아니지만 위암을 앓고 있는 지인의 경우도 수술이 어려운 상황에서 1년 반이 지난 지금까지 아무런 통증 없이 잘 지내고 있는 것을 보면 "암은 완치가 가능하다."는 생각에 확신을 갖게 됩니다.

물론, 완치를 위해서는 수년의 시간이 필요한 병이어서 짧은 임상시험 기간에 많은 것을 기대할 수는 없었지만 시험 과정에서 나타난 여러 가지 현상들은 놀라운 결과임에 틀림이 없습니다.

특히, 온갖 방법을 동원해서 치료를 해도 낫지 않았던 항문과 생식기의 염증이 5일 만에 치유된 것은 면역력의 향상이라는 점에서 큰 희망을 갖게 합니다.

췌장암 환자인 김정민 씨의 몸 상태는 이후로도 계속 좋아져서 임상시험이 끝나고 한 달 뒤에 가진 전화통화에서는, "나를 포함해서 모든 사람의 상태가 모두 좋다."며 감사의 뜻을 전해왔습니다.

그런데 두 달 쯤 후에 다시 전화를 하니 이번에는 다른 환자들과 달리 몸 상태가 많이 안 좋은 것 같아서 마음이 아팠습니다.

"부산에 다시 내려올 수는 없습니까?"

안타까운 심정을 내 보였지만 여력도 없고 부산은 너무 먼 거리여서 발만 동동 구를 뿐 어쩔 도리가 없었습니다.

다음에 소개하는 임상사례는 당시 임상시험에 참여한 환자들의 사례와 함께 병원장의 평가를 실어 보았습니다.

뒷장에는 그동안 본 학회 회원들의 몇몇 사례를 모아서 배꼽링요법의 효능을 알아보는 장을 마련하였는데 이와 같은 질병으로 고통받는 사람들에게 희망이 될 것으로 확신합니다.

병마와 싸우며 투병 중인 환우들의 건투를 빕니다.

여성의 생리와 임신

"선생님, 잠깐 말씀 좀 나눌 수 있을까요?"
얼굴도 예쁘고, 평소 말이 없이 조용하게 강의만 듣던 22세의 아가씨가 다가와 얼굴을 붉힙니다.
"다른 게 아니라 꼭 말씀을 드려야 될 것 같아서… "
무슨 중요한 일이 있는 것 같은데 선뜻 말을 꺼내지 못하고 머뭇거리더니 뜻밖의 이야기를 합니다.
"제가 2년 전부터 생리가 없었는데요, 두 달 전 배꼽링을 사용하면서부터 다시 생리가 시작되었거든요. 생리통도 없어지구요."
몸이 허약한 탓에 오래전부터 생리가 불순했고 그마저 끊어졌던 것이 다시 시작되었으니 건강을 회복한 것이 분명합니다.
여성의 생리는 임신과 연결되어 있는 민감한 문제로 생리가 불순하면 임신이 어렵게 됩니다.
그동안 임신이 안돼 고민하던 여성이 배꼽링을 한 뒤에 임신을 한 사례가 여러 건 있었습니다.

"학회의 발전을 위해 자신의 사례를 알려야 할 것 같았다."는 이 여성은 회원이 되기 두 달 전까지만 해도 기력이 약해 외출을 하기도 쉽지 않았지만 이후 건강은 더욱 좋아졌고 다시 사회에 복귀하여 정상적인 생활을 할 수 있게 되었습니다.

자궁암과 생식기의 염증

"생식기와 항문에 생긴 염증 때문에 죽을 지경이에요."
보통은 남 앞에서 말하기 어려운 내용인데 '얼마나 고통스러웠으면 이런 얘기를 할까.' 하고 생각하니 가슴이 아려옵니다.
"화장실을 갈 때마다 괴롭고 무서워 죽겠어요."
60대의 이 여성은 낫지 않는 생식기의 염증 때문에 정밀진단을 받았다가 자궁암을 발견하게 되었다고 합니다.
수술을 받고 암의 공포에서는 어느 정도 벗어날 수 있었지만 중요한 부위의 염증이 낫지를 않고 있으니 암이 다시 재발할까 두렵고 불안하답니다. 양방과 한방을 다니며 모든 방법을 썼는데도 효과가 없었다니 걱정이 앞섭니다.
그런데 며칠 후 그 여성이 다가와 환히 웃으며 말합니다.
"선생님, 저 이제 다 나았습니다."
염증이 심한 피부병과 아토피 환자가 좋아지는 것을 보았기 때문에 효과가 있을 것은 짐작하였지만 이토록 빠른 시간에 증세가 나을지는 정말 몰랐습니다.

항암의 고통

"어이구, 나 죽네. 선생님, 나 좀 봐 주세요."
저녁 8시쯤 되었을까? 임상을 마치고 환우들과 담소를 나누고 있는데 50세쯤 되어 보이는 아주머니 한 분이 몹시 괴로운 듯 울면서 사람들의 부축을 받으며 들어옵니다.
말기암과 항암치료의 후유증으로 손목과 발목의 통증이 심해 발을 절고 있었고 침대에 오를 때에도 두 명이 부축을 해야만 했습니다.
그 모습이 어찌나 애처로웠던지 화기애애한 분위기 속에서 담소를 나누고 있던 사람들은 금방 숙연해지며 걱정스런 표정이 되고 말았습니다.
그렇지만 10분 후, 시술을 마치고나자 언제 그랬냐는 듯이 표정이 금새 밝아졌는데 순식간에 고통이 사라졌기 때문입니다.
처음 문을 열고 들어설 때는 다른 사람의 부축을 받고 들어왔지만 나갈 때에는 혼자 걸어서 웃으며 인사를 할 정도로 증세가 나아진 것을 확인할 수 있었습니다.

그리고 3일째 되는 날에는 누구의 도움도 받지 않은 채 혼자서 침대에 오를 수 있었는데 놀랄 만큼 빠른 반응입니다.

중풍환자를 치유하면서 여러 번 겪은 일이지만 항암제의 특성을 몰라서 걱정을 했는데 예상대로 좋은 결과로 이어져서 다행입니다.

대장암과 변비

"와아~ 하! 하! 하!"
아주머니 한 분이 시술을 받던 중 갑자기 일어나더니 급하게 뛰어가며 방귀를 뀌어대는데 걸음을 옮길 때마다 내뿜는 소리에 지켜보던 사람들이 박장대소를 합니다.
실수를 하지 않으려고 급하게 자리를 뜨지만 사정을 봐 주지 않는 생리현상 때문에 체면을 구기게 된 것입니다.
이번 임상에서 나타난 특이한 반응 중에 하나는 대변이 무더기로 쏟아져 나오는 숙변배출 현상입니다.
예전에도 이와 같은 일들을 여러 번 보아왔지만 유독 암환자들에게서 많이 나타난 이유는 항암제로 인해 장기능이 약해진 사람이 많았기 때문입니다.
말기의 대장암을 앓고 있던 여성은 변비가 심해서 고생을 하고 있었는데 임상시험에 참여한 지 이틀 만에 마른기침이 사라지고 변비가 없어졌다고 합니다.
더욱 신기한 것은 새 약이 추가되면서 "변비가 더 심해질 것"이라는 의사의 말에도 불구하고 증상이 사라진 것인데, 항암치료를 받는 대장암 환자의 변비가 해소되고 대변이 무더기로 나왔다는 사실은 몸에 해로운 숙변이 배출되었다는 점에서 큰 희망을 갖게 합니다.

백혈구의 귀환

김정민 씨는 췌장암 말기 판정을 받은 40대 여성으로 가장 큰 문제는 숨이 차서 숨쉬기가 힘들고 기운이 없는 증상이었습니다. 그러던 것이 임상시험에 참가한 지 3일 만에 숨쉬기가 편해졌고 며칠 뒤에는 증상이 완전히 사라져서 임상시험이 끝날 때까지 다시는 나타나지 않았습니다.

본인의 말에 따르면 시험에 참가하기 전만 해도, "암이 폐까지 침범하였으니 이제는 내 삶도 얼마 남지 않았구나."하는 마음이 들었다고 하는데, 숨쉬기가 편해지고 호흡이 정상으로 돌아오자 불안에서 벗어나 새로운 희망을 갖게 되었습니다.

열흘 쯤 뒤에는 항암치료를 위해 병원에 가서 혈액검사를 받았는데 항암치료 이후 600을 넘지 못하던 백혈구 수치가 2,800까지 올라가는 믿기 어려운 일이 일어났습니다.

의사로부터 "이제는 좋아하는 생선회를 먹어도 된다."는 말을 들었다며 기뻐했는데 지난번 항암치료를 받을 당시에는 상상하기 어려웠던 결과입니다.

김정민 씨와 함께 임상시험에 참가했던 양수희 씨 역시 2,000이었던 백혈구 수치가 4,000으로 올라갔다며 기뻐했는데 모두 믿기 어렵다는 반응이었습니다.

앉은뱅이 아줌마가 일어서다

허리디스크와 관절염

"스무 살 때 침을 맞았는데 뭐가 잘못 되었는지…"
40대 아주머니가 더는 말을 잇지 못하고 한숨을 쉽니다.
"한 번 걸어보세요." 하며 운동 상태를 살펴보는데 생전 처음 보는 자세로 앉은걸음을 걷는 모습이 애처로워 부축을 해서 자리로 안내를 합니다.
자리에 눕힌 뒤 아주머니의 앉은 자세가 불안정하여 등 쪽을 살펴보는데 허리가 C자형으로 크게 굽어 있습니다. 아마 앉아서 옆으로 걷는 구부정한 자세 때문으로 여겨집니다.
이런 자세로는 아무리 좋은 치료법을 써도 걸음을 걸을 수가 없습니다. 치유를 하려면 먼저 오랫동안 굽어져 있던 척추를 곧게 펴야 하지만 결코 쉬운 일은 아닙니다.
하지만 예전에 배꼽링을 사용하고 나서 근육병과 중풍환자의 구부러진 척추가 펴지는 것을 여러 번 보았기 때문에 희망을 갖고 혈자리를 자극해 가며 상태를 살핍니다.

"와아~!"

모두들 놀라서 환성을 지릅니다. 1시간 전까지만 해도 앉아서만 움직이던 사람이 혼자의 힘으로 일어났기 때문입니다.

젊은 시절 아픈 다리에 침을 맞은 게 잘못되어 20여 년의 세월을 앉은 채로 살아온 40대 아주머니가 일어나는 기적 같은 일이 벌어졌기 때문입니다. 이 이야기는 10여 년 전 대전 지회에서 실제로 일어났던 일입니다.

일주일 뒤에는 치유를 받고 난 뒤 지팡이를 짚고 걷는 모습을 보여서 다시 한 번 지켜보던 사람들을 놀라게 하였습니다.

단 두 번의 치유로 기적을 일으켰던 이분은 상주에서 본회 회원과 함께 필자를 찾아왔었지만 이후로는 다시 만나 볼 수가 없어서 안타까웠습니다.

타인의 도움 없이는 혼자서 여행을 하기가 어려운 탓입니다.

한편으로는 치유과정에서 나타난 변화로 짐작해 볼 때 이미 완치가 되었을 것 같은 생각이 들기도 합니다.

서울에 있는 요양원에서는 중풍으로 거동이 힘들었던 80대 할머니가 단 한 번의 치유로 혼자서 일어난 일이 있었고 두 달 후에는 완전히 나아서 회복된 사례가 있기 때문입니다.
한 번은 제주도에서 정형외과를 하고 있는 장박사라는 분이 찾아와서 관심을 보입니다.
임상시험을 위해 그곳에 가보니 중풍에 걸려서 혼자의 힘으로는 보행이 어려운 환자가 있었습니다.
그러나 이분 역시 즉석에서 활처럼 휘었던 허리가 펴지면서 눈에 띌 만큼 상태가 호전되었고 집으로 돌아갈 때에는 스스로의 힘으로 걸어가는 것을 확인할 수 있었습니다.
한 달 가까이 진행된 실험에서 관절염은 물론 허리디스크와 류마티스 등 다양한 질환을 앓고 있는 환자들이 치유되는 등 많은 성과가 있었습니다.

어머, 정말 들어갔네!

아토피성 피부염과 알레르기

오래전 얼굴의 피부염으로 고생하는 30대 여성과 상담을 한 일이 있습니다.

그 여인은 경락마사지사 일을 하고 있었는데 일을 많이 하고 신경을 쓰게 되면 양쪽 볼에 크고 작은 피부염이 돋아나서 애를 먹는다며 고민을 호소합니다.

"병원에서 주사를 맞고 나면 가라앉았다가 힘든 일을 하면 또 돋아나오고…"

공학박사가 발명했다는 기구를 판매하기 위하여 지인과 함께 학회에 들렀다가 체험의 시간을 갖게 된 것인데, 배꼽링을 붙이고 20분쯤 지나자 등에서 열이 나고 얼굴에 화색이 돌더니 뺨에 돋아 있던 피부염이 금방 사라지기 시작합니다.

"어머, 정말 들어갔네!"

그녀는 거울로 연신 자신의 뺨을 비추어 보며 흥분을 감추지 못합니다.

이 여인의 경우는 한 달도 채 되지 않아서 피부병이 완쾌되었는데 흥미로운 것은 예전보다 기력이 좋아져서 일의 능률이 많이 오르고 손님이 많아진 겁니다.

이전에는 하루에 한 사람만 마사지를 해도 기운이 빠져서 몸이 늘어지곤 했었는데 배꼽링을 하고 난 뒤부터 힘이 세어져서 아무리 일을 하여도 지치지를 않습니다.

힘이 세진 것은 고마운 일이지만 한 번은 이 때문에 곤욕을 치룬 적도 있다고 합니다.

하루는 여느 날과 다름없이 평범하게 힘을 주어 마사지를 했는데 너무 강한 힘이 전달되어 마사지를 받던 손님의 피부가 벗겨지는 일이 발생했던 것입니다.

화학제품을 많이 쓰다 보니 최근에는 환경호르몬의 영향으로 아토피성 피부염과 같은 고약한 피부병이 많아졌는데, 특히 알러지성 피부염은 신체에서 일어나는 면역계통의 과민반응이 원인이며 부모로부터 유전되는 경우가 많다고 합니다.

기운이 충실하지 못한 사람에게 나쁜 조건이 주어졌을 때 면역기능이 약해지면서 알레르기 반응이나 아토피성 피부염 같은 피부

질환이 발생하게 됩니다.

학회를 이끌어 오는 동안 배꼽링을 붙이고 난 뒤 즉석에서 피부 발진이 없어지는 현상을 여러 번 목격할 수 있었고 몇 년씩 계속되며 잘 낫지 않던 피부병이 며칠 만에 완전히 사라지는 것을 확인할 수 있었습니다.

오랜 시간 병원에 다니면서 치료를 받았지만 별 다른 차도가 없어서 고민을 하다가 효과를 본 경우들입니다.

피부병의 임상시험

제주도에서의 임상시험이 끝나고 다시 몇 년 뒤에는 인천에 있는 피부과 병원의 원장님이 찾아와서 함께 연구를 하게 되었습니다. 그곳에서는 주로 고질병이 만성화 되어서 고통을 받고 있는 피부염 환자들을 대상으로 임상시험이 이루어졌는데 아토피성 피부염과 같은 피부질환에 좋은 효과가 나타나서 다시 한 번 배꼽링 요법의 효능을 확인하는 계기가 되었습니다.

그동안 여러 병원에서 임상시험을 한 적이 있습니다.

하지만 인천병원에서 이루어진 임상시험은 좀 특별했는데, 이전에는 필자가 직접 병원을 방문해서 환자를 치유했지만 필자가 미국에 머물고 있던 관계로 이번에는 병원의 의사가 배꼽링요법을 익힌 후에 직접 치료를 하면서 평가를 하는 방식입니다.

원장님이 직접 그 결과를 자필로 기록해서 학회에 전해왔는데 중풍은 물론 고질병으로 고생을 하던 피부병 환자들의 증상이 모두 좋아졌다는 내용입니다.

직접 환자들의 상태를 살펴보지 못한 것에 대한 아쉬움은 남지만 다른 때와는 달리 원장이 직접 환자들에게 배꼽링을 시술해서 나온 결과라는 점에서 또 다른 의미가 있다고 생각합니다.

사람과 장소는 달라도 환자들의 입장을 배려하고 최선을 다하는 모습에서 깊은 감동이 전해져 옵니다.

혈압과 중풍

오래전 조영식 학원장님의 집을 방문한 적이 있는데 사모님의 혈압을 재어보니 180이 넘어갑니다.
깜짝 놀라서 배꼽링을 붙인 뒤 30분 후에 다시 결과를 살펴보니 150으로 내려가는 것을 볼 수 있었습니다.
사실 주위에는 고혈압 환자보다는 저혈압 환자가 많아서 주로 저혈압의 연구에 치중해 온 경향이 있었습니다.
학원장의 경우도 "평생 혈압이 110 이상을 넘어 본 적이 없었다."고 할 만큼 만성적인 저혈압이었지만, 배꼽링을 붙인 뒤에는 30분도 되지 않아 120 정도로 회복되는 것을 확인할 수 있었습니다.
그분은 "이것 하나만 해도 대단한 일이다."라고 하면서 배꼽링을 전 세계에 알려서 세계적인 치유법으로 성장시키겠다는 의지를 보였지만, 주변의 여건이 마련되지를 않아서 높은 뜻이 무산되는 아쉬움이 있었습니다.

얼마 전에도 정상적인 생활이 어려울 정도로 증세가 심했던 고혈압 환자가 5분 만에 뱃속이 꿈틀거리면서 방귀가 나오고 얼굴에 화색이 도는 것을 확인할 수 있었습니다.

갑자기 변의를 느껴 화장실을 뛰어가던 그분은 즉석에서 160이었던 혈압이 125까지 내려가는 것을 확인할 수 있었는데 몸 상태가 좋아졌다며 기뻐합니다.

혈압은 고혈압이나 저혈압 모두 한 번 발병하면 치료가 어렵고 중풍으로 이어질 가능성이 높기 때문에 주의를 기울여야 합니다.

중풍은 주로 고혈압에 의해서 발병하지만 저혈압이었던 사람이 극심한 스트레스를 받은 후에 갑자기 고혈압으로 바뀌면서 뇌졸중이나 뇌출혈로 발전되어 수술을 받는 경우도 적지 않습니다.

가까운 지인 중의 한 분도 갑자기 뇌출혈로 쓰러져서 수술을 받는 것을 볼 수 있었습니다.

평소 저혈압이어서 중풍엔 관심을 두지 않았지만 어느 순간 고혈압으로 바뀌면서 사고가 난 것입니다.

이분의 경우 두 달간 병원에 입원을 할 만큼 중한 상태였지만 퇴원 후에 열심히 배꼽링과 함께 파동기를 사용한 결과 혈압도 낮아지고 정상적인 상태로 돌아올 수 있었습니다.

"몸이 발병 이전보다도 훨씬 좋아졌다."며 즐거워합니다.

40대 이후 성인이 가장 두려워하는 질병이 암과 중풍입니다.
특히 중풍은 한 번 발병하면 잘 낫지 않으며 불구가 되어 비참한 삶을 살게 될 가능성이 높기 때문에 암 못지 않게 두려움을 주는 병입니다.
이와 같은 무서운 질병으로부터 자신과 가족을 보호하기 위해서는 고혈압의 원인이 되는 잘못된 식습관을 고치고 스트레스를 줄여야 합니다.
방송에 방영된 내용처럼 배꼽링요법은 특히 중풍에 잘 듣는데 특별한 경우를 제외하고 저혈압과 고혈압 모두 즉석에서 정상으로 돌아오는 것을 확인할 수 있었습니다.

밥이 보약입니다

협심증과 심근경색

어느 날 아침 앞마당에서 운동을 하고 있을 때의 일입니다. 늘 하던 대로 역기를 몇 번 들고 내려놓으려는데 갑자기 하늘이 노래지면서 식은땀이 나고 가슴이 답답해서 움직일 수가 없습니다.
20대 중반부터 이와 같은 일이 가끔 일어나서 식은땀을 흘리곤 했는데 '이러다가 갑자기 심장이 멈추는 것은 아닐까?' 하는 생각 때문에 덜컥 겁이 나곤 했습니다.
하지만 배꼽링을 하고 난 뒤부터는 그와 같은 증상이 말끔히 사라졌습니다.
어쩌다 유사한 느낌이 들 때도 얼른 배꼽링을 위장이나 심장 쪽으로 맞춰두면 금방 사라집니다.
물론 이 같은 작은 증상조차도 오래전의 일이고 지금은 협심증의 공포에서 완전히 벗어나서 해방이 된 상태입니다.

간경화증에 걸린 사람들이 보약을 먹고 난 후에 오히려 병이 더욱 악화되었다는 소식을 종종 듣게 됩니다.
기운을 보충시키려면 먹는 것도 중요지만 태어날 때부터 하늘과 부모님이 주신 배꼽의 기능을 살리는 것이 무엇보다 중요합니다. 기력이 충실하면 밥만으로도 보약이 되기 때문입니다.

겸손의 미덕

갑상선 질환

몇 년 전 미국의 오바마 대통령이 일본의 천황을 방문했을 때 허리를 굽혀서 정중하게 인사를 한 일이 있습니다.
그 사실을 두고 미국의 언론들은 "큰 나라의 대통령이 저자세로 일왕을 대한 것이 아니냐?"며 비난의 기사를 쏟아냈지만, 젊은 사람이 머리가 하얗게 쉰 노인에게 정중하게 대하는 모습은 아름답고 자연스러운 풍경입니다.
이와는 다른 내용이지만 오바마 대통령을 보면서 오래전에 뵈었던 정교수님의 일이 생각납니다.
필자가 바쁜 와중에도 그분 댁을 찾아가서 치유를 하게 된 것은 척추협착증으로 인해 행보가 어려웠기 때문인데, 필자가 치유를 마치고 아파트를 나설 때면 언제나 입구 밖까지 나와서 허리를 굽히고 정중하게 인사를 하곤 하였습니다.

40을 갓 넘은 사람이 70이 넘은 노인에게 그와 같은 인사를 받다 보니 남 보기도 그렇고 민망함을 넘어서 난처할 지경이었습니다. 필자의 만류에도 불구하고 그분은 만날 때마다 같은 식의 인사를 고집하였는데 노교수님의 인격을 대하는 것 같아서 깨달은 것이 많았습니다.

구미에서도 노 교수님 한 분이 갑상선종으로 인해 목 아래에 나 있는 계란만한 혹 때문에 학회를 찾아온 적이 있습니다.

그분은 한 달에 두 번씩 기차를 타고 대구에서 구미까지 와서 강의를 듣곤 하였는데 필자 또한 기차를 이용하였기 때문에 구미역에서 그분과 마주치는 일이 많았습니다.

그런데 필자를 위해 승강장까지 뛰어가서 택시를 잡아주는 모습이 정교수님과 흡사해서 또 한 번 난처함을 겪어야 했습니다.

자신을 낮추며 상대를 존중하는 모습은 동양에서는 최고로 치는 겸손의 미덕으로 오바마 대통령이 일왕 앞에서 허리를 깊게 굽혀서 인사를 한 것도 겸손함이 몸에 배어있었기 때문입니다.

큰 나라의 대통령이 보여준 모습이나 나이가 든 교수님들의 모습은 모두 같은 것이라는 생각이 듭니다.

사람이 사람을 만나서 본 것이 있으면 배우는 것이 있어야 합니다. 하지만 마음처럼 잘 되지 않는 것은 아직도 필자의 덕이 부족한 때문입니다.

갑상선종 때문에 대구에서 구미를 오가며 강의를 들으시던 교수님은 몇 달 후에 병원에 가서 검사를 받았는데 완치가 되었다는 진단이 내려졌다고 합니다.

병원에서 간호사로 일을 하며 함께 강의를 듣던 20대 여성 역시 갑상선이 일주일 만에 완치가 되었다고 하는데 믿기 어려울 만큼 빠른 반응입니다.

선생님, 저 이제 다 낫지 않았나요?

지방간과 간경화증

햇볕이 따스하던 어느 봄날 아내가 큰 병에 걸렸다며 찾아온 부부가 있었습니다.
"간경화증이라는데 나을 수 있을까요?"
증세가 많이 악화된 탓에 강남에 있는 병원에서는 약조차 주지를 않았고, 하는 수 없이 대학병원 한방과를 갔었는데 담당교수의 말이, "2년 정도 치료를 하면서 결과를 지켜보자."고 했답니다.
양방에서 고칠 수 없다고 진단이 나온 상태였으니 완치를 기대하기가 어려웠을 것으로 짐작되는데, 이와 같은 환자를 보면 먼저 걱정이 앞서고 마음이 아파옵니다. 한 사람의 생명이 달린 일이기 때문입니다.
아무튼 간경변증은 배꼽링을 통해 여러 건 완치된 사례가 있던 터라 기대를 갖고 결과를 지켜보기로 하는데 2주째 되던 날 아내

되는 분이 찾아와서는 생글생글 웃으며 이렇게 말합니다.
"선생님, 저 이제 다 나은 것 같지 않아요?"
우물에 가서 숭늉 달란다고 너무 성급한 판단이라고 생각되지만 중병을 앓는 여인의 표정이 무척이나 밝아 보입니다.
그렇게 일주일이 지나고 부부가 함께 학회를 방문했는데 남편이 자신도 회원이 되고 싶다고 합니다.
"사실 저번 주에 집사람이 병원에 가서 검사를 받았는데 떨어져 있던 혈소판의 수치도 정상으로 돌아오고 간경화증이 모두 나았다고 합니다."
그러면서 하는 말이 "병원에서는 약을 끊을까, 어쩔까 하며 망설이는데 어떻게 하는 것이 좋겠습니까?" 하고 의견을 물어옵니다.
하지만 약물은 필자의 영역이 아니라서 의사와 상담하기를 권하였는데 이후로 환자의 상태는 날로 좋아져서 두 달이 지난 후에는 병원에서 완치가 되었다는 진단을 받았습니다.
이분의 경우 한약만으로는 병을 이겨내기가 어려웠겠지만 약물의 화학적 작용과 배꼽링의 전류가 상승작용을 일으켜서 병이 나은 것으로 판단됩니다.
간경변증 혹은 간경화증이라고 불리는 이 병은 말 그대로 간에 염증이 생겨서 석회처럼 굳어져 가는 난치성 질환입니다. 간염과 지방간에 비해 발생률이 적기는 하지만 한 번 발병하면 좀처럼 진행을 멈추게 하기가 어렵고 암으로 발전하거나 합병증을 일으켜서 사망하게 되는 무서운 병입니다.

그와 같은 어려움에도 불구하고 그동안 여러 명의 간경화증 환자들이 완치되는 것을 지켜 볼 수 있었는데, 5년 동안 모두 여섯 명의 환자를 치유한 결과 경남지역에 사는 한 분을 제외하고 모두 좋은 결과가 나타났습니다.

다섯 사람 중에서 세 사람이 완치가 되는 성과를 얻었는데 두 사람은 병원치료를 불신해서 검사조차 받지를 않는 바람에 결과를 확인할 수가 없었습니다

더욱 흥미로운 것은 완치가 된 간경화증 환자들 대부분이 3주에서 두 달 사이에 병이 나았다는 사실입니다.

말 못할 고민

치질

학회를 시작하기 이전에 있었던 일입니다.
건장한 체구를 자랑하며 큰 소리를 치던 사람이 중병으로 결근을 했다고 해서 찾아가 보니 치질 때문에 아파서 일어날 수가 없다며 누워서 설설 기는 시늉을 합니다.
평소 즐겨 마시는 술이 증상을 악화시킨 것으로 보입니다. 안쓰러운 마음에 치유를 해 주고 돌아왔는데 다음 날, "다시 한 번 치료를 해 줄 수 없냐?"고 부탁을 해옵니다.
많이 나아졌다는 것인데 이후 서너 번의 치유로 완치가 되는 것을 확인할 수 있었습니다.
치질은 누구에게나 나타날 수 있으며 성인이 되는 동안 한 번쯤은 경험을 했을 만큼 흔한 질병이지만, 발병 부위가 항문 부위라 수치스럽고 불결하게 느껴져 내어놓고 말하기도 어려운 병입니다.

치질이 시작되면 처음에는 항문 주위가 근질거리며 땀이 나고 걸을 때마다 피부가 서로 마찰되어 쓰리고 아픈 증상이 나타납니다.
악화되면 보행이 힘들고 자리보존을 할 정도로 통증이 심해지며 상태가 심각할 때에는 수술을 해야 하는 경우도 있지만, 대부분 간장의 기운을 도와주면 좋아지게 됩니다.

어느 교수의 고민

위장병

"내가 젊을 때부터 간장도 나쁘고 위장병 때문에 고생을 많이 했어요. 식사도 잘 못하고, 그런데 배꼽링을 한 다음부터는 식사량도 두 배로 늘고 소화를 잘 시킵니다."
서정범 교수의 증언입니다. 그분은 평생을 위장병 때문에 고생을 하다가 배꼽링요법을 통해 고질병을 극복할 수 있었습니다.
위장병은 감기만큼이나 흔한 병이면서도 잘 낫지를 않아 애를 먹게 되는데, 어찌어찌해서 증상이 좋아진다고 해도 재발이 잦아서 한 번 위염에 걸리면 평생 동안 괴롭힘을 당하게 되는 고질병입니다.
위장병이 이렇게 재발을 거듭하며 잘 낫지 않는 것은 위장의 기능이 췌장은 물론 간장과 심장의 영향을 받아 함께 작용하기 때문입니다.

사실 위장병이라면 누구보다도 할 말이 많은 사람이 바로 필자입니다.
직접 위장병을 겪으면서 극복을 해냈고 그 과정에서 배꼽링요법과 미세전류파동기를 개발할 수 있었으니, 새옹지마라고나 할까요?
위장병을 앓아온 전력이 없었다면 의학에 대해서 공부를 할 이유도 없었을 것이고 배꼽링은 물론 미세전류파동법과도 인연을 맺지 못했을 것이기 때문입니다.

정력과 보양식

남성이 부인에게 대접을 받기 위해서는 사나이의 힘이 있어야 합니다. 아무리 멋지고 능력 있는 남편이라고 해도 남성의 힘이 약하면 부인 앞에서 낮아질 수밖에 없기 때문입니다.

징그러운 뱀이 남아나지를 않고 월동 중인 산개구리가 사라져 멸종 위기에 처한 이유도 정력이라면 물불을 가리지 않는 사람들이 보양식을 찾아 헤맨 결과입니다.

옛날에는 돈을 빌려줄 때 새벽에 오줌 누는 것을 지켜보았다가 소변 보는 모습이 강하면 돈을 빌려주고 소변의 양이 적고 시원치 않으면 돈을 빌려주지 않았다고 합니다.

정력을 신장과 관계가 있다고 보았기 때문인데 정력이 약한 남성은 남성구실을 제대로 하기 어려울 뿐만 아니라 사회적 활동도 시원치 않아서 돈을 갚지 못할 것이란 짐작 때문이었습니다.

언젠가 대구에 사는 60대 중반의 남성 한 분이 찾아왔습니다. 평소 기운이 없고 정력이 약해서 여자관계는 남의 일처럼 여기던

분이었는데 배꼽링을 하고 난 뒤부터 기운이 넘쳐서 엉뚱한 사고를 치게 되었다고 합니다.

본인이야 회춘을 하셨다며 기뻐했지만 가족의 입장에서는 난감한 일이어서 걱정을 한 적이 있습니다.

에필로그

어제 저녁 방송을 보기 위하여 리모콘을 잡고 여기저기를 기웃거리다가 흥미로운 내용을 발견하고는 잠시 한곳에 채널을 멈추게 되었습니다.

환자에게 침을 놓다가 침구사 자격을 정지당했던 김남수 옹이 미국에 가서 환자를 치유하고 돌아왔다는 내용이었는데 주제는 바로 대체의학에 관한 것이어서 시선이 고정되었던 것입니다.

방송의 내용은 주로 현행 의료제도의 모순과 잘못에 초점이 맞추어져 있었는데 선진국인 미국의 제도가 수용하고 있는 대체의학을 우리는 왜 받아들이지 못하는 것이며, "병원에서 치유되지 않는 환자는 어디로 가야 하는가?"라는 내용이었습니다.

"현대의학이나 한의학은 모두 어쩔 수 없는 장점과 단점을 지니고 있다. 따라서 서로의 장점을 살리고 단점을 보완하면 좋은 결실을 맺을 수 있다."

김남수 옹의 말씀입니다.

한방과 양방에 대한 협진의 중요성을 강조한 것이지만 대체의학의 필요성을 적절하게 설명한 내용입니다.

사람은 누구나 크고 작은 질병에 시달리게 되는데 때로는 잘 낫지 않는 질병 때문에 애를 먹기도 하고 생명에 위협을 느껴서 불안에 떨며 좌절을 겪기도 합니다.

병원치료로 병이 다 나을 수만 있다면 대체의학이니 뭐니 하는 것도 아무런 의미가 없을 겁니다.

그런데 문제는 "인간을 괴롭히는 질병은 수천 가지인데 인류가 정복한 질병은 50여 가지에 불과하다."는 하버드대학교 의과대학장의 발언처럼 병원에서 치료를 할 수 있는 병보다는 치료할 수 없는 병의 숫자가 더 많다고 합니다.

대체요법이 필요한 이유입니다.

산책길을 걷다보면 운동을 하려고 나온 환자들을 자주 접하게 됩니다.

그중에는 건강을 위하여 열심히 운동을 하는 사람도 있고 중풍이나 그밖의 질병으로 인하여 거동이 불편한 사람도 있는데 그들을 보고 있으면 아쉬움과 더불어 가슴이 답답해져 옵니다.

환자들을 도와서 병을 물리치고 건강을 찾을 수 있도록 도와줘야 하지만 여러 가지 현실적 장애 때문에 환자에게 다가갈 수 없는 이의 마음은 괴롭습니다.

결국 그와 같은 마음이 미세전류파동기를 만들게 했습니다.

미세전류파동기는 기공의 원리를 담고 있어서 미세전류와 파동을 통해 배꼽링의 기능을 높일 수 있도록 만들어졌습니다.

내장된 피부저항측정 기능은 기맥의 전기적 흐름을 측정하여 문제가 발생한 곳을 찾아내는 기능을 갖고 있기 때문에 모든 치유법에 활용할 수 있고, 약을 복용하거나 침이나 뜸, 마사지 등의 치유를 할 때에도 함께 써서 효율을 높일 수가 있습니다.

배꼽링요법은 물론 한방요법과 기의 과학화에 성공한 것인데 혼신의 힘을 다해 개발한 기기이니 만큼 많은 사람들에게 희망이 되기를 바라는 마음 간절합니다.

배꼽링학회의 연혁

학회 설립

1997년 11월 전수길 학회장이 배꼽링을 창안하고 16기맥을 발견한 후에 체계적인 이론을 완성하여 학회를 설립함.

고문

서정범 교수 / 경희대학교 국어국문과 학장 역임.
신철균 교수 / 영동대학교 총장 역임.

학회 후원

조영식 학원장 / 경희대학교 설립자. 재단이사장.
정현교 박사 / 전 순천향병원 교수(성형외과 과장) 외
　　　　　　　100여 명의 박사와 교수.

배꼽링요법은 경희대학교와 경희의료원을 설립하신 조영식 학원장이 경희대학교에서 학장을 지낸 서정범 교수와 함께 '노벨상 프로젝트'로 진행했던 요법입니다.

경희대학교의 재단 이사장인 조영식 학원장의 후원에 힘입어 언어학자로 잘 알려진 서정범 교수와 영동대학교 총장을 역임하신 신철균 교수가 고문직을 맡았고 박사와 교수 회원들만 100여 명에 일반 회원 1,500명이 가입되어 있는 덕망 높은 단체였습니다.

1998년 봄에는 조영식 학원장의 주선으로 경희의료원 한방과에서 임상시험을 하여 효과를 인정받은 바 있으며, 그해 가을에는 KBS의 '미스테리 추적'과 SBS의 '테마다큐99'에서 중풍환자를 대상으로 임상시험을 하였고 효과를 본 내용이 방영되면서 세인의 이목을 끌게 되었습니다.

2001년 조영식 학원장이 지병으로 고생하다가 배꼽링을 통해 기력을 회복하면서 대치동 경희한방병원의 관계자에게 필자와 함께 배꼽링의 효능을 연구하라는 지시를 내리게 됩니다.

관계자들의 반발로 높은 뜻이 이루어지진 못했지만 그때의 기억을 교훈 삼아 열심히 노력한 결과 '미세전류파동기'라는 꿈의 의료기를 개발하게 되었습니다.

2002년 필자가 미국으로 떠나면서 학회활동이 부진했지만 다시 먼 여정에서 돌아와 약돌파스와 함께 **배꼽에너지연구학회**로 출범하려 합니다.

많은 성원 부탁드립니다.

임상시험 내역

98년 경희의료원 한방과 임상시험
경희의료원 한방과에서 신현대 교수의 감독 하에 3주간에 걸쳐 중풍, 허리디스크와 관절염 환자를 대상으로 임상시험을 실시하고 효과를 인정 받음.

2011년 4월 부산 암요양병원 임상시험
30여 명의 암환자들에게 임상시험을 한 결과 백혈구 수치와 암수치, 염증, 통증 등에 확실한 효과가 있음을 인정 받음.

1998년 서초동 내과의원 임상시험
2개월에 걸친 실험에서 체증과 간질, 허리통증이 있는 환자를 대상으로 실험을 하여 확실한 효과 확인.

2000년 정형외과 임상시험
병원장인 장박사의 초청으로 류마티스와 퇴행성관절염 환자 등을 대상으로 임상시험을 하고 확실한 효과를 인정 받음.

2005년 피부과 임상시험
배꼽링을 이용하여 병원장이 직접 난치성피부병과 아토피성피부염 환자에게 임상시험을 하고 확실한 효과를 확인함.

회 원 모 집

　배꼽링요법은 조영식 학원장이 경희대학교에서 학장을 지낸 서정범 교수와 함께 '노벨상 프로젝트'로 진행했던 치유법입니다.

　경희의료원 한방과는 물론 내과와 정형외과, 피부과 그리고 항암환자를 대상으로 한 임상시험에서도 확실한 효과를 인정받은 바 있습니다.

　또한 KBS방송국의 '미스테리 추적'과 SBS방송국의 '테마다큐99'란 프로에서는 마비로 움직이기 어려웠던 중풍환자가 즉석에서 걸음을 걷는 등의 효과가 방영되어 큰 화제가 되기도 했습니다.

　낫지 않는 고질병 때문에 어려움을 겪고 있거나 대체의학을 연구하고 있는 분들의 많은 연락 바랍니다.

상담전화　031) 873-5476

전수길 (미국명 CHON JOHN SUGIL)

1958년 8월 경기도 가평 출생
배꼽링요법 창시자
한국배꼽링학회, 배꼽에너지연구학회 회장
전, 서경대학교 평생교육원 교수
전, 서경대학교 건강 아카데미 서울교육원 운영
에너지큐 대표

저서
「버튼링과 자기요법」
「내몸에 흐르는 기를 찾아서」
「배꼽파스와 복진법」
「배꼽링과 자연요법」
「에세이 배꼽의 생명력」 등 다수

E-mail : chonjohn@naver.com

쉽고 편한
약돌파스요법

2013년 11월 4일 초판 발행

지은이 | 전 수 길
펴낸이 | 김 동 금
펴낸곳 | 우리출판사

등록 | 제9-139호
주소 | 서울특별시 서대문구 충정로3가 1-38호
전화 (02) 313-5047 · 5056 / 팩스 (02) 393-9696
이메일 wooribooks@hanmail.net / 홈페이지 www.wooribooks.co.kr
ISBN 978-87-7561-315-9 03510
정가 12,000원